Grigori Grabovoi

KONZENTRATION AUF ZAHLEN FÜR DIE WIEDERHERSTELLUNG DES ORGANISMUS DER KATZEN

Das Werk «Konzentration auf Zahlen für die Wiederherstellung des Organismus der Katzen» wurde erstellt von Grabovoi Grigori Petrowitsch im Jahr 2005 in russischer Sprache.
Ergänzt von Grabovoi G.P.

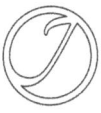

2014

Jelezky Publishing, Hamburg

www.jelezky-publishing.com

1. Auflage

Deutsche Erstausgabe, Juli 2014

© 2014 der deutschsprachigen Ausgabe

SVET UG, Hamburg (Herausgeber)

Auflage: 2014-1, 01.07.2014

Weitere Informationen zu den Inhalten:

„SVET Zentrum", Hamburg

www.svet-centre.com

© SVET UG (haftungsbeschränkt), 2014

Die Verwertung der Texte und Bilder, auch auszugsweise, ist ohne Zustimmung des Verlags urheberrechtswidrig und strafbar. Dies gilt auch für Vervielfältigungen, Übersetzungen, Mikroverfilmung und für die Verarbeitung mit elektronischen Systemen.

ISBN: 978-3-943110-89-0   © Г. П. Грабовой, 2005

Haftungsauschluß

Die hier zuvor gegebenen Informationen dienen der Information über Methoden zur Selbsthilfe, die auch für andere Menschen anwendbar sind. Die Methoden haben sich seit vielen Jahren bewährt, doch eine Erfolgsgarantie kann nicht übernommen werden. Die vorgestellten Methoden von Grigori Grabovoi sind mentale Methoden der Ereignissteuerung. Sie basieren auf der individuellen geistigen Entwicklung.

Jeder, der diese Methoden für sich oder andere anwendet oder auch weitergibt, handelt in eigener Verantwortung.

Die Nutzung des hier vorgestellten Inhaltes ersetzt nicht den Arztbesuch und das ärztliche Tun in Form von Diagnose, Therapie und Verschreibungen. Auch die Absetzung verschriebener Medikamente darf aus dem Inhalt dieser Schrift nicht abgeleitet werden.

Wir möchten ausdrücklich darauf hinweisen, daß diese Steuerungen keine „Behandlung" im konventionellen Sinne darstellen und daher die Behandlung durch Ärzte nicht einschränken oder ersetzen sollen.

Im Zweifelsfall folgen Sie also den Anweisungen Ihres behandelnden Arztes, oder eines sonstigen Mediziners, oder Apothekers Ihres Vertrauens!

(Und erzielen dementsprechend die konventionellen Ergebnisse.)

Jelezky Publishing UG

Inhaltsverzeichnis

A. Einleitung..8

B. Die Anatomie der Katze..15

B. Stütz- und Bewegungsapparat....................................18

B. Skelett einer Katze...22

B. Schädel einer Katze...25

B. Skelett der Gliedmaßen...31

B. Muskelsystem..38

B. Aufbau der Haut mit Haaren.....................................63

B. Pfoten der Katze..65

B. Nervensystem..66

B. Zentrales Nervensystem / Gehirn..............................70

B. Rückenmark / Peripheres + Vegetatives Nervensystem 73

B. Sinnesorgan oder Analysatoren / Sehorgan...............75

B. Gleichgewichts-Hörorgan...81

B. Geruchs-, Geschmacks- und Tastorgane...................83

B. Innere Organe / Verdauungsorgane (Zähne, Magen...)...................86

B. Atmungssystem...94

B. Herz-/Keislaufsystem (Gefäße, Arterien, Venen)......96

B. Lymphsystem (Drüsen)...101

B. Organe der Beckenhöhle (Fortpflanzungs- +

Urogenital-Organe etc.)..........111

C. Vertreter der Familie der Katzenartigen..........117
C. Statur des Katzenkörpers..........117
C. Löwe..........119
C. Tiger..........122
C. Leopard..........125
C. Jaguar..........128
C. Gepard..........131
C. Irbis (Schneeleopard)..........134
C. Karakal / Wüstenluchs..........137
C. Waldkatze..........140
C. Fischkatze..........143
C. Feldkatze..........146
C. Schwarzfußkatze..........149
C. Kuguar (Puma, Berglöwe)..........152
C. Rauchfarbener Leopard..........155
C. Manul..........158
C. Oncilla (Tigerkatze)..........161
C. Ozelot..........164
C. Luchs..........167
C. Rotluchs..........170
C. Serval..........173

C.Wieselkatze........176

D.Krankheiten der Katze........179
D.Infektionskrankheiten........179
D.Viruserkrankungen........179
D.Pilzkrankheiten........180
D.Invasive (parasitäre) Krankheiten........181
D.Protozooea........184
D.Innere, nicht übertragbare Krankheiten der Katze........187
D.Erkrankungen des Herzkreislaufsystems........187
D.Erkrankungen der Atemwege........189
D.Krankheiten des Verdauungssystems........192
D.Erkrankungen des Nervensystems........200
D.Erkrankungen der Inkretdrüsen........200
D.Erkrankungen der Harnorgane........201
D.Chirurgische Krankheiten der Katze........203
D.Hautkrankheiten........205
D.Muskelerkrankungen........207
D.Zahnerkrankungen........208
D.Ohrerkrankungen........209
D.Augenerkrankungen........210
D.Gelenkkrankheiten........212
D.Krankheiten des Stütz- und Bewegungsapparates........213

D.Erkrankungen des Mastdarms..215

D.Erkrankungen des Schwanzes...217

D.Schwellungen...217

D.Gynäkologie und Geburtshilfe bei Katzen...............................218

D.Krankheiten der Fortpflanzungsorgane....................................220

© Г. П. Грабовой, 2005

A. EINLEITUNG

Katzen realisieren das Prinzip der inneren Betrachtung der Informationen in ihrer Geisteswelt und die Reflexion dieser Informationen in die äußere Umgebung. Versuchen Sie zuerst zu verstehen, was die Katze tun wird und dann nehmen Sie den Lauf ihrer Gedanken wahr. Sie werden die lakonische Struktur der Gedanken sehen, in der das untere Gebiet der Reaktion der Katze auf die zukünftigen Ereignisse entspricht. Sich auf diesen Teil der Gedanken stützend, erzeugt die Katze die Verteilung der Informationen innerhalb ihres Organismus und steuert die Bewegung. Damit kann man die schnelle Reaktion der Katzen und ihre größeren Möglichkeiten des Überlebens erklären. Einer solchen Methode der Reaktion auf die Information folgend, kann der Mensch ebenso seine Möglichkeiten des Überlebens bis hin zu Versorgung sich und anderer mit dem ewigen Leben vergrößern. Die Natur lehrt die Ewigkeit nicht nur mit Ihrer Existenz, sondern auch mit dem Nachdenken darüber.

Bei den Zahlenreihen, die den Organismus der Katze wieder herstellen, muss man als erstes die Zahlen ermitteln, die der Katze das ewige Leben gewährleisten und danach auch, dem Gesetz der allgemeinen Verbindungen folgend, Ihnen und allen anderen. Die Katze fühlt solche Zahlen, man muss ihr beibringen, sich diese bewusst zu machen. Zeigen Sie gedanklich der Katze das Zentrum ihrer Gedanken und führen Sie ihre Aufmerksamkeit schnell auf den unteren Teil der Gedanken. Dieser Teil des Gedankens wird im Inneren des Organismus der Katze erzeugt durch das Endstück des Knochens, das in Abb. 24 gezeigt wird («Abschnitte des Gehirns»). Außerhalb des Organismus entsteht dieser Abschnitt des Gehirns von der vereinigten Aktivität des Geistes der Katze neben dem Kopf der Katze oder neben der rechten Hand des Menschen. Es gilt das Gesetz des Vorhandenseins der Gedankenformen von allem Lebendigen neben dem Körper des Menschen. Auf diese Art gewöhnt sich der Mensch von Geburt auf an die Information des ständigen Vorhandenseins des ganzen Lebens der Welt neben ihm. Der Schöpfer, der so etwas neben sich hat, kontrolliert immer und entwickelt ewig das Leben. Dies kann der Mensch und jedes beliebige Lebewesen mittels der Gedanklichen Wahrnehmung der Form des Menschen machen.

Es wird klar, dass man an die Katze weiter geben muss, dass sie gedanklich auf die Zahlen der Zahlenreihen achten soll, die dem Menschen näher sind. Auf diese Weise begibt sich der Impuls des Lebens in Form des Gedankens einer Katze zum Menschen, genau damit zur Gewährleistung des ewigen Lebens des Menschen beitragend. Später kehrt er zur Katze zurück und leitet das Endstück des Knochens über zum Gebiet der Ewigkeit, das ewige Leben der Zelle im Organismus der Katze erschaffend. Die erkenntnisreiche Reaktion der Wahrnehmung des Menschen auf ein solches Entstehen der ewigen Zellen lässt durch das Bewusstsein nach dem Prinzip der Ähnlichkeit zu, den menschlichen Organismus mit den ewig lebenden Zellen zu sättigen. Aus ihnen kann er (durch eine bestimmte Praxis der Vereinigung) Organe und Systeme schaffen. Weiterhin muß man das Prinzip der Wechselwirkung auf der Höhe der Informationen mit der Katze so entwickeln, daß eine Beschleunigung der Selbstentwicklung (aufgrund der Nutzung der Erfahrung der Errungenschaft des ewigen Lebens) der anderen stattfindet.

Katzen vergrößern die Kraft ihrer Gedanken bei ständiger Ausbildung mit Hilfe von Gedankenübertragung, welche das Wissen über die Erlangung des ewigen Lebens enthalten. Die Kraft Ihrer Gedanken wird mit der Zeit die Katzen auf die Ebene der informativen Hierarchie, auf der der Mensch sich befindet, führen. Eine starke Kraft der Gedanken gleicht alles aus. Dann fängt die Arbeit der Katze an ihrem Körper an. Diese Arbeit wird unter Beibehaltung der Art der Katzen, in der Form wie sie ist, zur Gewährleistung des ewigen Lebens der Katzen durchgeführt. Jedes Lebewesen muss verstehen, dass das ewige Leben eine Unvermeidlichkeit ist, zu der jeder mal kommt. Und es ist besser, wenn der Weg kürzer und bewusster ist. Bei der Bewegung des Gedankens der Katze in die Zukunft, legen Sie darüber Ihren Gedanken mit diesem Wissen. Versuchen Sie, eine Gestalt der Katze in der Information zu finden, welche von allen positiv wahrgenommen wird. Von dieser grundlegenden Ebene gehen Sie über zu der Information der Aneignung der Methoden der Kommunikation mit den Katzen.

Die erste Methode: denken Sie, dass die Katze Sie als gut wahrnimmt, wie einen guten Menschen, was sich dann auch genauso organisieren wird wegen der Kraft Ihrer Gedanken. Versuchen Sie, das Gesetz des Lebens zu verstehen, das beinhaltet, dass das tiefe Verständnis (zwischen Ihnen und anderen Lebewesen) es Ihnen ermöglicht, ewig zu leben auf der Grundlage der Geisteskraft und der Wechselwirkung.

Die zweite Methode: verstehen Sie andere so, wie Sie sich gern selbst verstehen würden in 100 und dann in 1000 Jahren usw. Stellen Sie sich die Frage: erinnern Sie sich an sich selbst in ferner Vergangenheit? Katzen sehen konzentriert aus, weil sie sich selbst ständig eine ähnliche Frage stellen und die richtige Antwort auf die laufende Zeit suchen. Beachten Sie, dass die äußere Gestalt des Tieres, jedes beliebigen Lebewesens, bestimmt ist von seinem Denken über sich selbst. In sich hineinhörend, in seine geistige Welt, kann man eine geistige Entwicklung erlangen, die den physischen Körper des Lebenden schafft. Das Leben und die Vorstellung darüber sind eng verbunden und verschlungen mit dem physischen Körper. Jeder meißelt selbst seinen physischen Körper wie ein Bildhauer. D.h jeder lebende Organismus schafft den Körper nach

© Г. П. Грабовой, 2005

seinem Vorhaben. Des Weiteren geschieht eine Vereinigung nach den Arten der lebenden Organismen, dies bedeutet, dass es eine typengleiche Wahrnehmung und Denkart gibt. Aber man kann Gott typengleich wahrnehmen, der den Impuls auf die Konstruktion des Körpers gibt und gleichzeitig selbst schafft. D.h. jedes Lebewesen steht in Kontakt zu Gott durch seine physische Materie, berührt somit die Ewigkeit, da Gott ewig lebt.

Bei Katzen sind die Liebeslinien sichtbar bei den untereinander verbundenen Zellen entlang der Wirbelsäule. Die Zellen strahlen Liebe in die Umwelt aktiver aus. Liebe wird die Welt harmonisch umwandeln, zu ihrer Quelle zurück kehrend. Auf diese Weise tragen Katzen, so wie andere Lebewesen auch, zur Konstruktion der Welt mit Liebe bei. Anhand des Wissens über den Ausdruck dieses Prinzips auf materielle Weise, kann man die Aufmerksamkeit entlang der Wirbelsäule der Katze konzentrieren und versuchen zu verstehen, ob man die Zahlen mit Liebe wahrnehmen kann. Der Logik nach kann man so das Zeichen der Unendlichkeit wahrnehmen ∞, das der horizontalen Zahl 8 ähnlich sieht. Denn dieses Zeichen, das verbunden ist mit dem Wort Leben im Kontext «ewiges Leben», bedeutet mit Sicherheit die Anwesenheit von Liebe, denn in ihr ist die Liebe ewig. Liebe spiegelt sich im Zeichen der Unendlichkeit wider, und kann symbolisch widergespiegelt sein als «∞ Leben». Ewiges Leben beinhaltet unendliche Liebe. Ein Denken, das eine vom Menschen erdachte Zahl enthält, entwickelt sich durch die Möglichkeit des ewigen Lebens, d.h. mit der Anwesenheit von Liebe.

Auf dieser Grundlage kann man sich vorstellen, dass man die Zahlenreihe an die Katze weitergeben kann, gedanklich ausrichten auf die Sphäre der Liebe und diese Sphäre auf die Wirbelsäule der Katze richten kann.

Liebe formt einen universalen Weg der Erkenntnis der ganzen Welt. In der Liebe nehmen Sie die Welt harmonisch und glücklich wahr und entwickeln sich gleichzeitig mit ihr. Ein Leben mit Liebe, eines der Hauptmittel zur Gewährleistung des ewigen Lebens.

Bei der Anwendung der Methode der Anordnung der Zahlenreihe, oder einer anderen Information, in die Sphäre der Liebe, und die Weitergabe dieser Information in das nötige Gebiet, kann man schneller jedes beliebige Objekt der Realität ausbilden und informieren. Eine solche Handlung ist schöpferisch für alle und ausgerichtet auf die Entwicklung der Versorgung des ewigen Lebens, das nicht durch Nötigung erreicht wird, sondern durch die Freiheit der Wahl basierend auf Wissen. Diese Methode kann man verwenden für ein Selbststudium, z.B. einer Fremdsprache. Dafür muss man gedanklich in die Sphäre der Liebe die zu studierenden Wörter platzieren und sich vorstellen, dass diese Sphäre sich etwa 5 cm über dem Kopf befindet und dann das Licht der Sphäre vom Organismus absorbiert wird. Es geschieht eine eigentümliche Aufnahme des Wissens, welches Sie sich schnell aneignen wollen. Auf eine ähnliche Art kann man durch die Liebe Information über Gesundung an seine Organe und Organismus weiter geben, so wie auch anderen Menschen und überhaupt allen. So kann man harmonisches, gesundes und glückliches ewiges Leben erlernen.

B. Die Anatomie der Katze

Abb. 1 Körper einer Katze

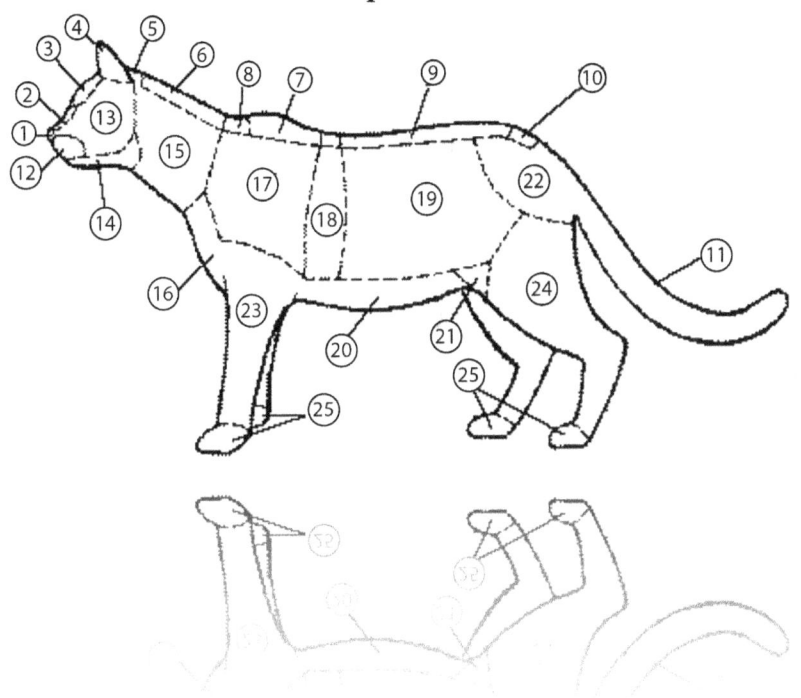

1 – Nasenlappen – **185394861792**

2 – Nase – **178549378581**

3 – Stirn – **316589539841**

4 – Ohr – **648732589781**

5 – parietaler Teil des Kopfes – **689581298671**

6 – Hals – **395841298714**

7 – Widerrist – **158342178581**

8 – Nacken – **138641218549**

9 – Kamm – **349561879143**

10 – Schwanzwurzel – **539681298491**

11 – Schwanz – **893531216478**

12 – Oberkiefer – **536891298471**

Oberlippe – **531649271849**

13 – Backen – **836471298514**

14 – Kinn – **831361298518**

Unterkiefer – **315841219748**

15 – Halsseite – **189647298319**

16 – Brust – **689561298719**

17 – Blatt – **201839549748**

18 – Brustseite – **139648598741**

19 – Seiten– **128564298581**

20 – Bauch – **136189549748**

21 – Leistenregion – **189641298531**

22 – Krupp – **856147289481**

23 – Vorderbeine – **318849218741**

24 – Hinterbeine – **681298539851**

25 – Pfoten – **648749598184**

Bei gleichzeitiger Konzentration auf den Nacken (8) und die Schwanzwurzel (10) entsteht die Entwicklung von Fähigkeiten einer Katze, um genauer zu sein die Fähigkeit, menschliche Sprache zu verstehen. Wenn sie sich gedanklich an die Katze wenden, ist es ratsam, solch eine gleichzeitige Konzentration durchzuführen.

Jedes Objekt der Wirklichkeit hat Bereiche, die seine kreative Beziehung zu den Menschen verstärken. Die Fähigkeit, die Kenntnisse anwenden zu können ermöglicht es, das ewige Leben harmonisch zu verwirklichen.

Stütz-und Bewegunsapparat – 839541298741

Knochensystem – 121649379851

Knochenbau

Abb. 2 Aufbau des Röhrenknochens

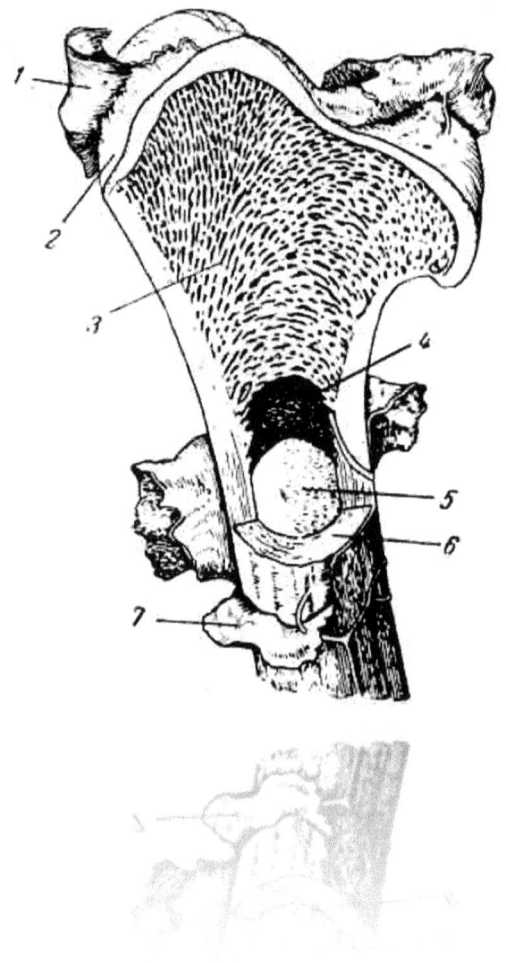

1 – Gelenkkapsel – **316548598741**

2 – Gelenkknorpel – **168561298584**

3 – Spongiose – **589649219781**

4 – Markraum – **631218539647**

5 – Knochenmark – **358641298149**

6 – kompakte Knochensubstanz – **519681298748**

7 – Knochenhaut – **398531298648**

Abb. 3 Binnenstruktur des Knochens

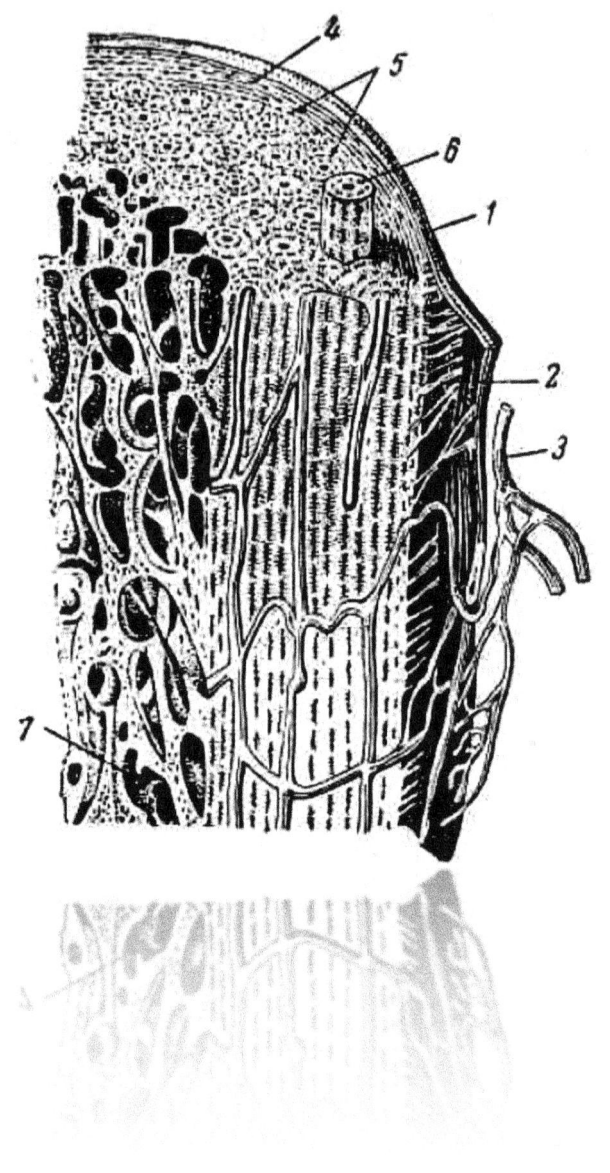

1 – Knochenhaut – **398531298648**

2 – Scharpei`sche Fasern – **531298368748**

3 – Knochengefäße – **549641298718**

4 – Außenplatten – **319849518647**

5 – Haver`s Rohrplatten (Osteone) –**318649549781**

6 – ein abgetrennter Osteon – **315834019672**

7 – Spongiose – **589649219781**

Skelett einer Katze

Abb. 4 Skelett einer Katze:

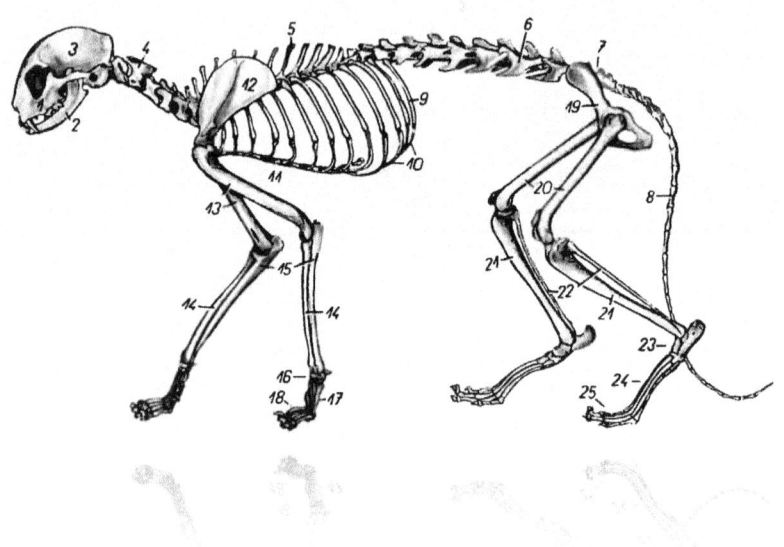

1 – Oberkeiferknochen – **589649587471**

2 – Unterkiefer – **315841219748**

3 – Schädelkalotte – **319619898749**

Wirbelsäule – **516897598647**

4 – II. Halswirbel – **531298794861**

Halswirbel – **397581298749**

5 – VI. Brustwirbel – **368549298781**

Brustwirbel – **361219898721**

6 – VI. Lendenwirbel – **589361298718**

Lendenwirbel – **316291298741**

7 – Kreuzbein – **519681219849**

8 – XI. Schwanzwirbel – **316539898741**

Schwanzwirbel – **169581298741**

9 – XIII. Rippe – **368501898749**

Rippen – **534891298647**

10 – Rippenbogen – **149781298497**

11 – Brustbein – **689713519814**

12 – Schulterblatt – **897194218601**

13 – Oberarmknochen – **019548319681**

14 – Speichenbein – **064201298648**

15 – Ellbein – **304501298749**

16 – Handwurzelknochen – **891641298749**

17 – Mittelhandknochen – **109891298641**

18 – Fingerknochen der Vordergliedmaßen – **316849217074**

19 – Hüftbein – **516094298749**

20 – Oberschenkelbein – **801261398749**

21 – Schienbein – **109849598647**

22 – Wadenbein **457148598648**

23 – Fußwurzelknochen – **018471219478**

24 – Mittelfußknochen – **601278549478**

25 – Fingerknochen der Hintergliedmaßen – **316019818748**

Erstellen Sie mit gedanklicher Konzentration ein Lichtsignal innerhalb des Knochens der Katze so, dass dieses Licht durch Mehrfachreflexion das gesamte Skelett von Innen erleuchtet. Auf einem der Segmente dieses Leuchtens können Sie die Methodik der Erstellung des Organismus mit Geisteskraft wahrnehmen. Die Grundprinzipien der Erschaffung der Materie sind für alle universell.

Abb. 5 Schädel einer Katze von der linken Seite

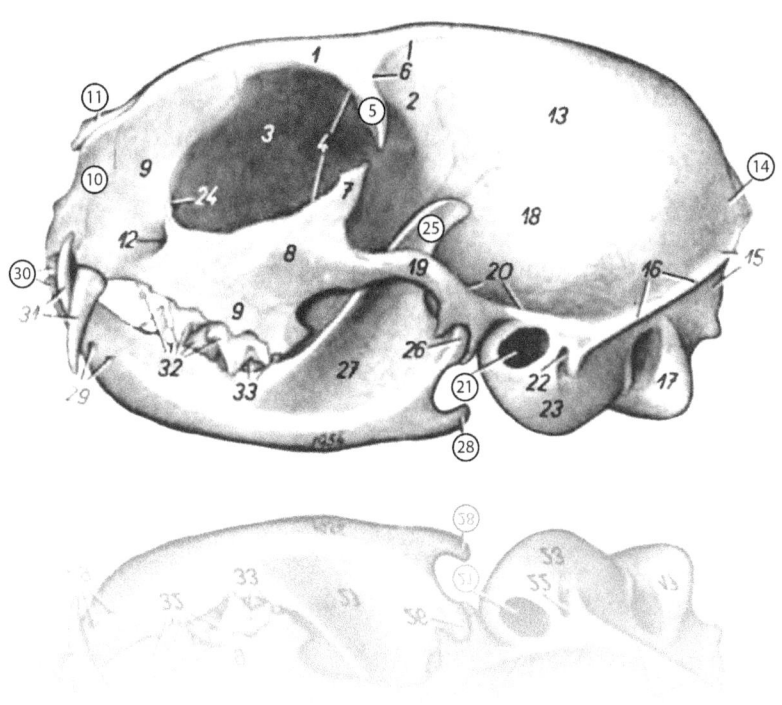

1 – frontonasaler Teil des Stirnbeins – **518316419851**

2 – Schläfenteil des Stirnbeins – **589649719817**

3 – Orbitalteil des Stirnbeins – **368549789741**

4 – Orbitalkante – **601589569498**

5 – Backenfortsatz des Stirnbeins – **531851219648**

6 – äußerer Stirnkamm – **314501219648**

7 – Stirnfortsatz des Jochbeins – **614851219781**

8 – Jochbein – **538749218741**

9 – Oberkiefer – **536891298471**

10 – Goetheknochen – **389519819648**

11 – Nasenbein – **378581278498**

12 – Unteraugenöffnung – **194548219648**

13 – Scheitelbein – **019481219479**

14 – Zwischenscheitelbein – **364897294648**

15 – Hinterhauptschuppe – **318749519871**

16 – Hinterhauptkamm – **689741298548**

17 – Hinterhaupthöcker – **169841219848**

18 – Schläfenbeinschuppe – **318718519647**

19 – Jochbogen – **368541219871**

20 – Schläfenkamm – **549681298541**

21 – äußerer Gehörgang – **108546489781**

22 – Öffnung des Gesichtskanals – **501361219849**

23 – Knochenblase – **368741298781**

24 – Tränensackgrube – **019896519498**

25 – Muskelschößling des Unterkiefers – **719841219872**

26 – Gelenkfortsatz des Unterkiefers – **508641298471**

27 – Kaumuskelvertiefung – **198748298782**

28 – Winkelschößling – **361294798581**

29 – Kinnloch – **601294298781**

30 – obere Schneidezähne – **196368519781**

31 – oberer Reißzähne – **369748519781**

32 – obere Backenzähne – **168745319849**

33 – obere Mahlzähne – **375184219649**

Durch Konzentration im Bereich der Hinterhauptschuppen (15) können Sie die Weisheit der Katze erhöhen, aus menschlicher Sicht, und sie so dem ewigen Leben anpassen. Weisheit ist das universelle Mittel zur Erreichung des ewigen Lebens.

Abb. 6 Schädel einer Katze von der ventralen Seite

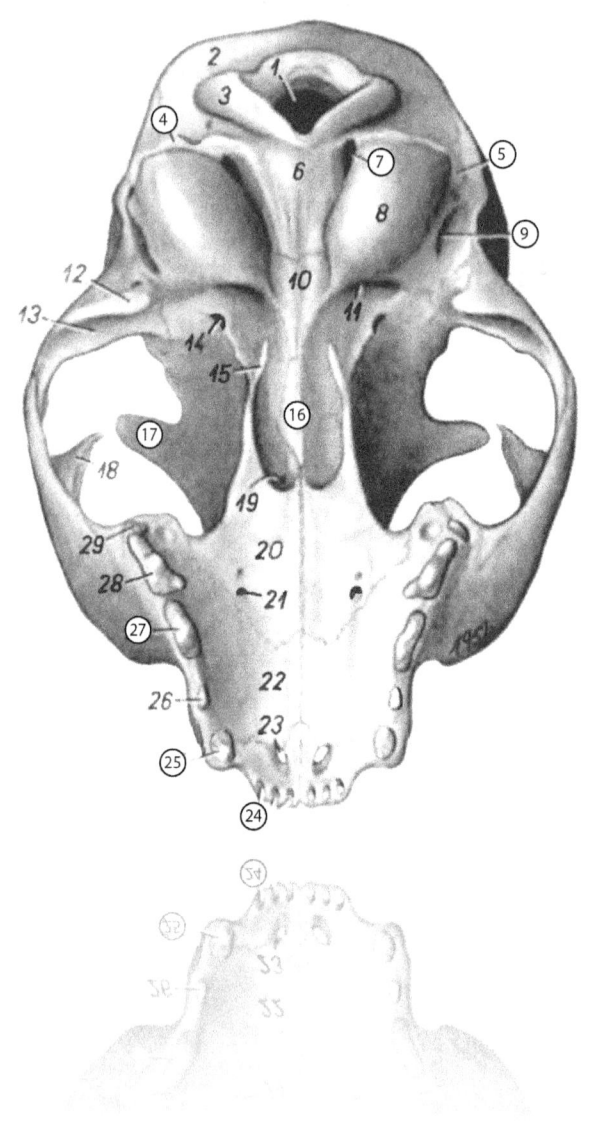

1 – große Hinterhauptöffnung – **518531219617**

2 – Hinterhauptschuppe – **318749519871**

3 – Hinterhaupthöcker – **169841219848**

4 – Jugularschößling – **835648219781**

5 – Warzenfortsatz des Schläfenbeins – **368531298781**

6 – Hinterhauptbeinkörper – **501298697489**

7 – Jugularöffnung – **368741298748**

8 – Knochenblase – **368741298781**

9 – äußerer Gehörgang – **108546489781**

10 – Unterteil des Keilbeins – **315601219898**

11 – Knochenohrtrompete – **368541298749**

12 – Gelenkfortsatz – **309649598749**

13 – Kieferhöhle – **609531298749**

14 – ovale Öffnung – **308561298749**

15 – Flügelbeinhaken – **501298698748**

16 – Vorderteil des Keilbeins – **609891298742**

17 – Backenfortsatz des Stirnbeins – **531851219648**

18 – Frontalfortsatz des Jochbeins – **614851219781**

19 – Choane – **536091298749**

20 – Gaumenbein – **536841298749**

21 – große Gaumenöffnung – **315898697548**

22 – Gaumenfortsatz des Oberkiefers – **689741298741**

23 – Gaumenspalte – **683549293748**

24 – obere Schneidezähne – **196368519781**

25 – oberer Reißzahn – **369748519781**

26 – III. oberer Backenzahn – **683791298549**

27 – II. oberer Backenzahn – **368541298748**

28 – I. oberer Backenzahn – **194691298748**

29 – oberer Mahlzahn – **375184219649**

Abb. 7 Skelett der rechten Vordergliedmaßen der Katze (mediale Oberfläche)

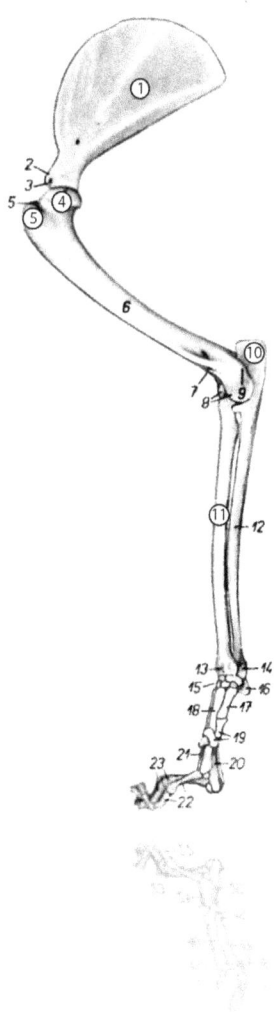

1 – subckapulare Vertiefung – **891648298741**

2 – Schulterblatthöcker – **698791219648**

3 – Korazoidschößling – **581219698741**

4 – Oberarmkopf – **318541219648**

5 – Tuberculum minus des Oberarms – **689741298749**

5' – Tuberculum majus des Oberarms – **513893698741**

6 – Oberarmkörper – **368748369591**

7 – subtratrochleare Öffnung – **314548219671**

8 – Oberarmknochenblock – **389749298648**

9 – medialer Epikondylus – **361291298749**

10 – Hakenfortsatz – **389531298641**

11 – Speichenbeinkörper – **309854298641**

12 – Ellbeinkörper – **371218398647**

13 – Speichenbeinblock – **894398219781**

14 – Ellbeinkopf – **309694298781**

15 – Handwurzelknochen – **891641298749**

16 – Nebenvorderfußwurzelknochen – **368371298741**

17 – I. Mittelhandknochen – **894297298748**

18 – II. Mittelhandknochen – **369549298741**

19 – I. Zehenglied – **360194298741**

20 – III. Mittelhandknochen – **109649298748**

21 – V. Mittelhandknochen – **309681209649**

22 – II. Zehenglied – **369019298749**

23 –III. Zehenglied – **098641298749**

Versuchen Sie durch Konzentration auf die Zahlenreihe **894321** den Gedanken der Katze so weit zu entwickeln, dass die Katze sich vorstellt, wie sich ihre rechte Vordergliedmaße entwickelt im evolutionären Prozess, z.B. in einer Million Jahre. Die Evolution des Geistes kann die Form des Körpers fixieren und die Möglichkeiten des Körpers vergrößern durch Erschaffung von dichten geistigen Strukturen in der Nähe des Körpers, vom Bewusstsein gesteuert. Stellen Sie sich vor, dass die Katze solch geistige Strukturen entwickelt hat, welche auf die physische Realität wirken wie die Hand des Menschen, und in der Lage ist von Dingen und Maschinen Gebrauch zu machen, die vom Menschen verwendet werden. Das Gesetz der Annäherung von allen auf spiritueller Grundlage ermöglicht auch in der physischen Realität den Zugriff auf alles.
Geben Sie diese Information gedanklich an die Katze weiter. Dadurch können Sie stark ihre Entwicklung beschleunigen. Es entsteht das Verständnis, dass der Mensch erst recht in der Lage ist, solche spirituellen Strukturen bei sich zu entwickeln, welche seine Möglichkeiten vergrößern bis zur Ebene des Zugangs eines massiven Geistes zu jeder beliebigen physischen Realität. So kann man seine Zellen und Organe und die von anderen wiederherstellen und erschaffen und damit garantiert das ewige Leben sicherstellen.

© Г. П. Грабовой, 2005

Abb. 8 Skelett der rechten Hintergliedmaßen der Katze (mediale Oberfläche)

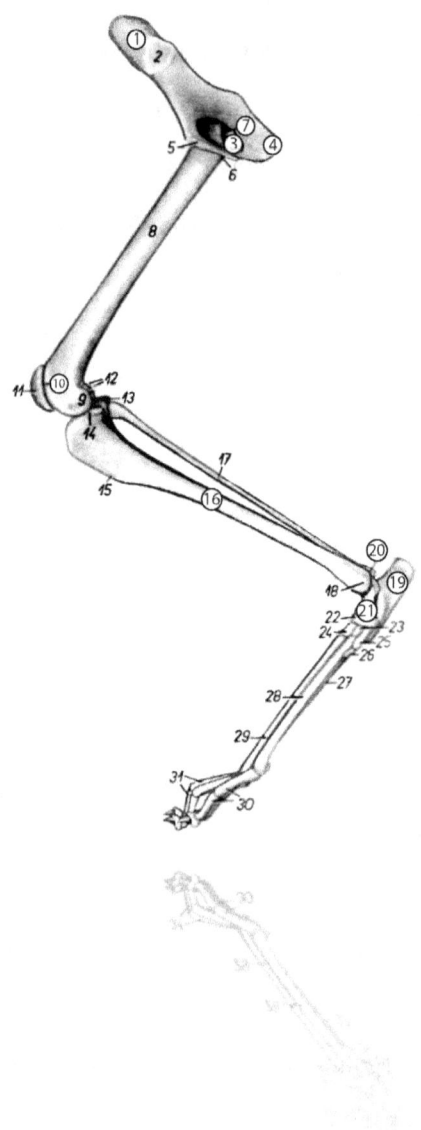

1 – Darmbeinschaufel – **531298749281**

2 – ohrförmige Oberfläche – **309498298741**

3 – geschlossene Öffnung – **016298297498**

4 – Sitzbeinhöcker – **069291298741**

5 – Beckensymphyse – **089501298641**

6 – kleiner Rollhügel des Oberschenkelbeins – **198341298648**

7 – Hüftpfanne – **069271598491**

8 – Oberschenkelkörper – **051291264781**

9 – medialer Kondylus des Oberschenkelbeins – **649361298748**

10 – medialer Kamm des Oberschenkelbeinblocks –**581361298741**

11 – Kniescheibe – **016849298748**

12 – Sesambeine des Wadenmuskels –**754291784968**

13 – lateraler Kondylus des Schienbeins –**531681219749**

14 – medialer Kondylus des Schienbeins –**714218319718**

15 – Schienbeinkamm – **368749278841**

16 – Schienbeinkörper – **619371218749**

17 – Wadenbeinkörper – **598749379641**

18 – Innenfessel – **853498298749**

19 – Fersenbein – **061281298748**

20 – laterale Fessel **501294694781**

21 – Talus – **309849298647**

22 – Mittelfußwurzelknochen – **856478219471**

© Г. П. Грабовой, 2005

23 – II. Fußwurzelknochen – **857381219641**

24 – III. Fußwurzelknochen – **368371219848**

25 – I. Fußwurzelknochen – **369748598741**

26 – I. Mittelfußknochen – **853601219748 27 –**

V. Mittelfußknochen – **149781219897**

28 – II. Mittelfußknochen – **361219378591**

29 – III. Mittelfußknochen – **319681218749**

30 – II. Zehenglied – **389781219649**

31 – IV. Zehenglied – **301218649781**

Abb. 9 Schaubild der Struktur der Gelenke:

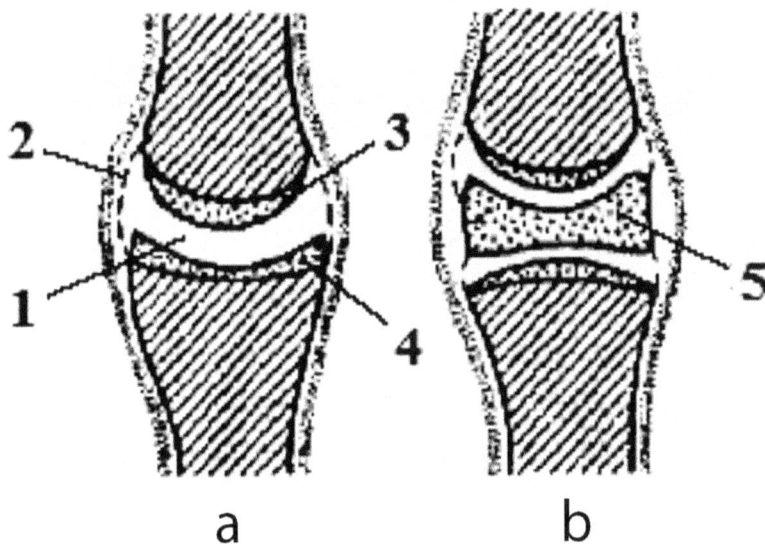

a – einfaches Gelenk – **854291218649**

b – kompelexes Gelenk – **537849298741**

1 – Gelenkpfanne – **368781218749**

2 – Bindegewebskapselschicht – **371298498691**

3 – Synovialkapselschicht – **308741208749**

4 – hyaliner Gelenkknorpel – **168561298584**

5 – Meniskusknorpel – **601297598749**

Muskelsystem – 301298749681
Abb. 10 Unterschiedliche Muskelformen

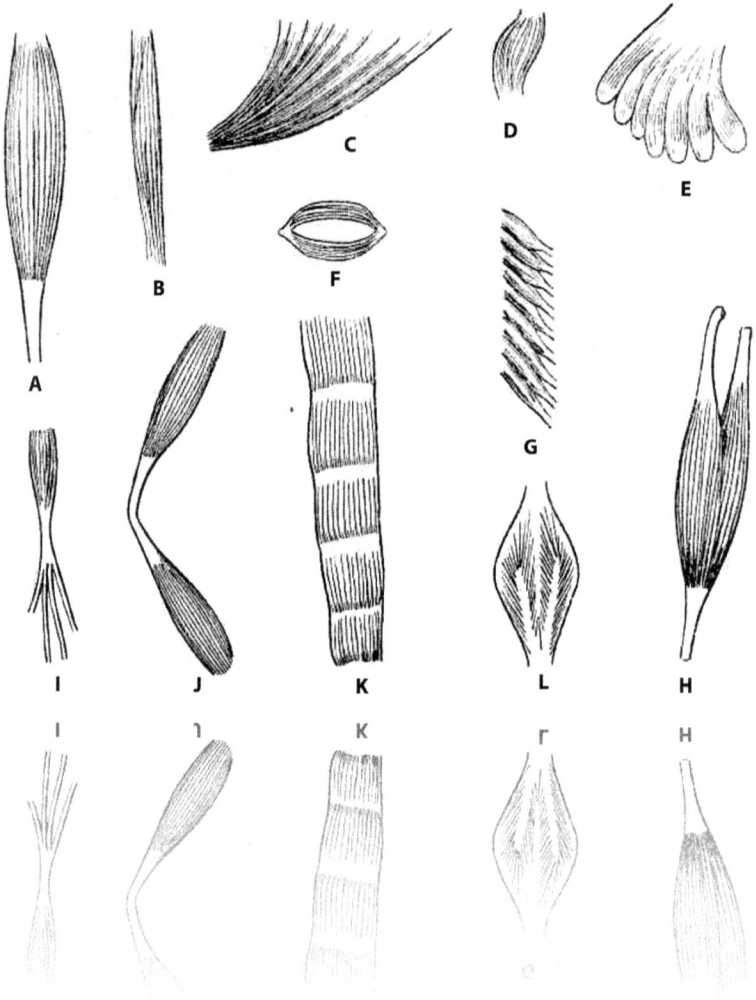

A – spindelförmiger Muskel – **539681298749**

B – langer Muskel – **378749298648**

C – flacher (platter) Muskel – **612849712478**

D – kurzer Muskel – **386581298741**

E – gezackter Muskel – **719848569741**

F – ringförmiger Muskel – **501294368371**

G – vielgespaltener Muskel – **301298701649**

H – Muskel mit mehreren Köpfen (zwei) –**483198749641**

I – Muskel mit mehreren Schwänzen (vier) –**306198296689**

J – zweibäuchiger Muskel – **713784213671**

K – Muskel mit Quersehnenverbindungen –**397581298641**

L – spindelförmiger gefiederter Muskel –**378561298749**

Abb. 11 Typen von Muskeln

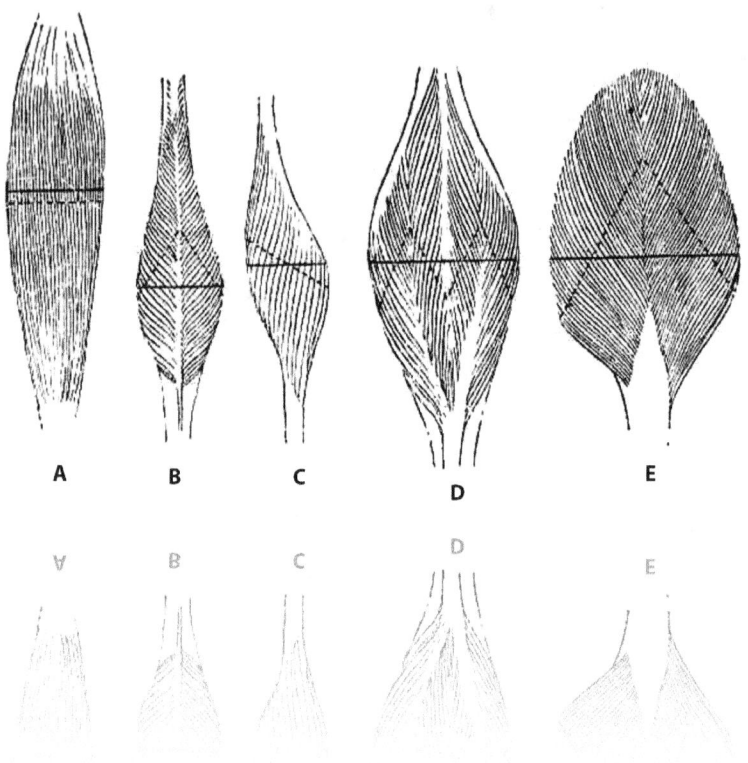

A – einfacher spindelförmiger Muskeltyp
(Vorwärtsrichtung der Muskelfasern) – **613514219718**

B – spindelförmiger Muskel mit durchgängiger
Sehnenwzischenschicht (zweigefiedert) – **513814619711**

C – spindelförmiger Muskel mit Schrägrichtung
der Muskelfasern (eingefiedert) – **514891219649**

D – spindelförmiger Muskel mit mehreren Sehnenzwischenschichten (multigefiedert) – **389741298648**

E – spindelförmiger Muskel mit teilweise durchgehenden Sehnenzwischenschichten – **601297298749**

Abb. 12 Modell des Muskelaufbaus

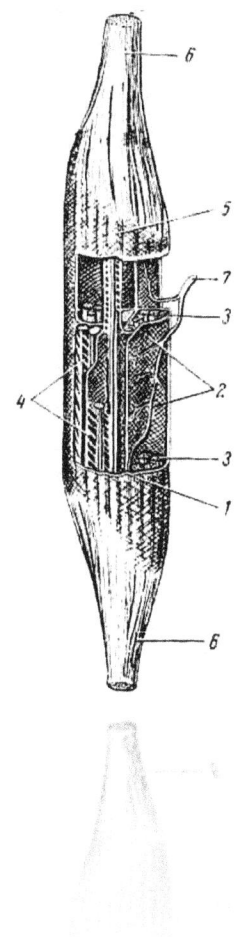

1 – äußerer Perimysium (Bindegewebe) –**514518319641**

2 – innerer Perimysium – **378549679891**

3 – Muskelbündel – **601291789749**

4 – Faserverbindungen zu den Muskelbündeln vom inneren Perimysium – **386149279871**

5 – Muskelbündel, die aus dem äußeren Perimysium hervorkommen – **371291498647**

6 – Flechse – **684371298714**

7 – Arterie – **389781298671**

Abb. 13 Muskelaufbau

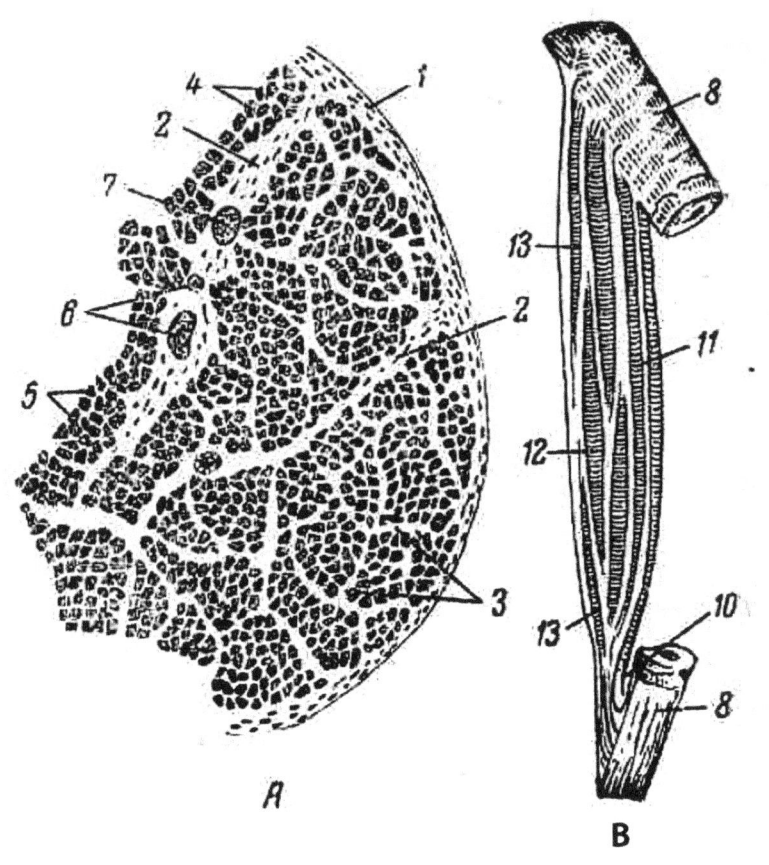

A – Queransicht

B – Längsansicht

1 – Muskelscheide äußerer Perimysium – **514518319641**

2 – innerer Perimysium – **378549679891**

3 – Endomysium (lockeres Bindegewebe) –**536149298781**

4 – Bindegewebsschichten zwischen den Fasern –**501291298649**

5 – Muskelfasern – **738541298749**

6 – Arterie – **389781298671**

Vene – **361218749891**

7 – Nerv – **531671219749**

8 – Knochen, in Knochenhaut gehüllt – **371291298647**

9 – sehniger Muskelanfang – **684371298714**

10 – subtendoner Schleimbeutel – **318749218648**

11 – durchgängige Muskelfasern, beginnend beim Knochen bis hin zur Flechse – **369781298597**

12 – durchgängige Muskelfasern, die mit beiden Enden zur Flechse gehen – **301291298649**

13 – teilweise durchgehende Muskelfasern – **530641298749**

Nachfolgend der Zahlenreihe **894** stellen Sie sich vor, dass die Reibung der Muskeln Leben schafft und daraus erschafft sich der gesamte Organismus. Das ewige Leben ist im Menschen. Verbreiten sie dieses Wissen auf die Katze mit Hilfe der Zahlenreihe **8948879148**.

Abb. 14 Oberflächenmuskeln des Rumpfes der Katze

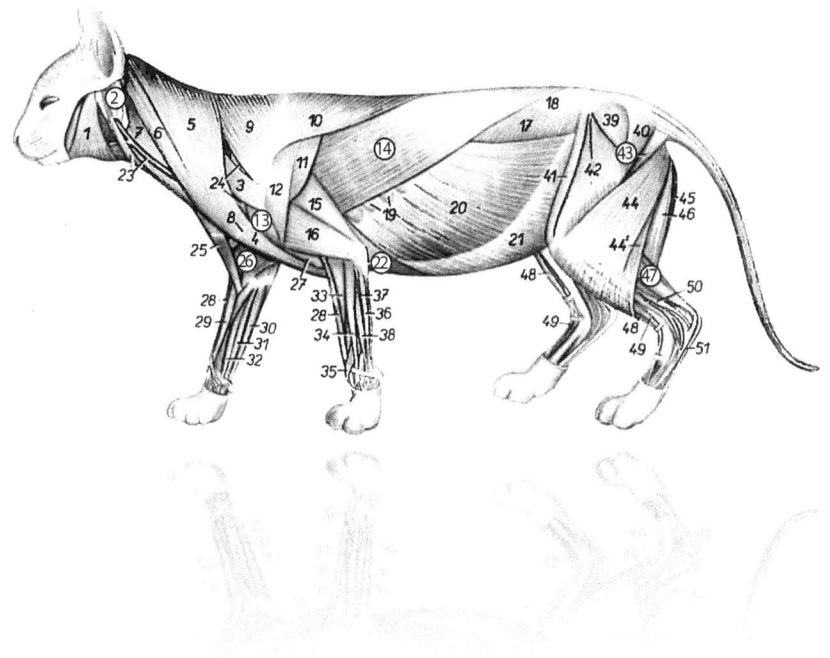

1 tiefer Halsschließmuskel – **142641218748**

2 – Ohrspeicheldrüse – **514895478471**

3 – Blatt-Atlasmuskel – **591064789071**

4, 5, 6 Muskel brachiocephalicus – **479851218564**

4 – Schlüsselbein-Schulterbereich – **368741298748**

5 – Schlüsselbein-Halsbereich – **318749218741**

6 – Schlüsselbein-Nackenpartie – **364891298791**

7 – Brust-Kopfmuskel – **509601298741**

8 – Schlüsselbeinstreifen – **504291319647**

9 – Halsteil des Trapezmuskels – **306481298741**

10 – Brustteil des Trapezmuskels - **108501209604**

11 – dicker Muskel – **508741298648**

12 – Schulterstück des Deltamuskels – **014291298741**

13 – Akromioteil des Deltamuskels – **501269379841**

14 – breitester Muskel des Rückens – **368541298749**

15 – Langkopf des dreiköpfigen Schultermuskels – **378541598748**

16 – lateraler Kopf des dreiköpfigen Schultermuskels – **609549289741**

17 – innerer schräger Bauchmuskel – **385749285647**

18 – Lenden-Rückenfaszie – **318671298749**

19 – ventraler gezackter Muskel – **068741298748**

20 – äußerer schräger Bauchmuskel – **608548908749**

21 – Aponeurose des äußeren schrägen Bauchmuskels – **301294701479**

22 – tiefer Brustmuskel – **649741298748**

23 – ventraler Ohrmuskel – **318747318549**

äußere Halsader – **147589786471**

24 – Vordermuskel – **781216298741**

25 – rechter Muskel brachiocephalicus – **479851218564**

26 – oberflächlicher Brustmuskel – **364891789648**

27 – innerer Schultermuskel – **168791298749**

28 – Oberarm-Speichenmuskel (langer Auswärtsdreher) – **318719219647**

29 – langer radialer Strecker der Vorderfußwurzel (rechter) – **316851219749**

30 – oberflächlicher Zehenbeuger – **368541298749**

31 – Radialkopf des tiefen Zehenbeugers – **738581298649**

32 – radialer Vorderfußwurzelbeuger – **731291298647**

33 – langer radialer Vorderfußwurzelstrecker (linker) – **316851219749**

34 – gemeiner Zehenstrecker – **318781218749**

35 – langer Abduktor des großen Zehs – **389781298749**

36 – Ellen-Vorderfußstreker – **317581218498**

37 – spezieller Strecker des V. Zehs – **641218519714**

38 – seitlicher Zehenstrecker – **368749289748**

39 – mittlerer Gesäßmuskel – **501294278741**

40 – oberflächlicher Gesäßmuskel – **364514218741**

41 – Schneidermuskel – **301274298748**

42 – Schenkelbindenspanner – **381294201498**

43 – kranialer Abduktor des Schienbeins – **368541298781**

44 – kranialer Teil des doppelten Oberschenkelmuskels –**193684298781**

44' – kaudaler Teil des doppelten Oberschenkelmuskels – **364891298781**

45 – Plattsehnenmuskel – **019851269741**

46 – Halbsehnenmuskel – **319081298641**

47 – Wadenmuskel – **304851019648**

48 – vorderer Schienbeinmuskel – **508749539681**

49 – langer Zehenstrecker – **389749289647**

50 – langer Beuger des großen Zehs – **641289539781**

51 – oberflächlicher Zehenbeuger – **348561298749**

Abb. 15 oberflächliche Muskeln, Gefäße und Nerven des Kopfes der Katze

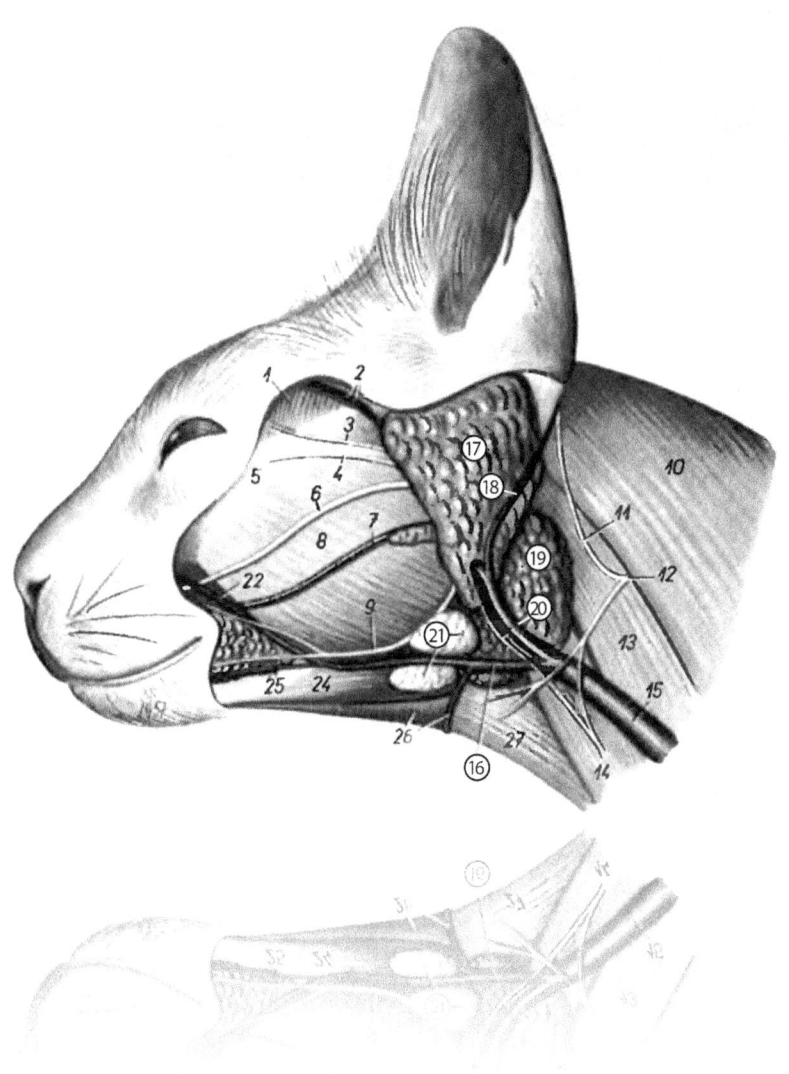

1 – Schläfenmuskel – **539781298641**

2 – oberflächliche Schläfenarterie – **369741298748**

oberflächliche Schläfenvene – **361974298581**

3,4 aurikularer Augenlidnerv – **501604298741**

5 – Jochbogen – **368541219871**

6 – dorsaler Backennerv – **508641219648**

7 – Ohrspeichelkanal – **789501298649**

8 – Kaumuskel – **309851298749**

9 – ventraler Backennerv – **508741298641**

10 – Schlüsselbein-Halsmuskel – **318749218741**

11 – kaudaler Ohrnerv – **304549219641**

12 – II. Halsnerv – **064298594781**

13 – Brust-Hinterhauptmuskel – **504891294798**

14 – Brust-Mastoidmuskel – **318549649871**

15 – äußere Halsader – **147589786471**

16 – äußere Kiefervene – **509841208749**

17 – Ohrspeicheldrüse – **514895478471**

18 – große Ohrvene – **301548709849**

19 – Unterkieferspeicheldrüse – **368571298748**

20 – Halszweig des Gesichtsnervs – **314218519781**

innere Kiefervene – **589741298648**

21 – Unterkieferlymphknoten – **368741218748**

22 – Gesichtsvene – **019641219748**

23 – Wangendrüsen – **512681298748**

24 – zweibäuchiger Muskel – **148751219749**

25 – untere Lippenvene – **389781298749**

26 – Zungenbein-Sinus – **134861219781**

27 – Brust-Hypoglossusmuskel – **168064198781**

Abb. 16 Tiefe Muskeln, Gefäße und Nerven des Kopfes einer Katze

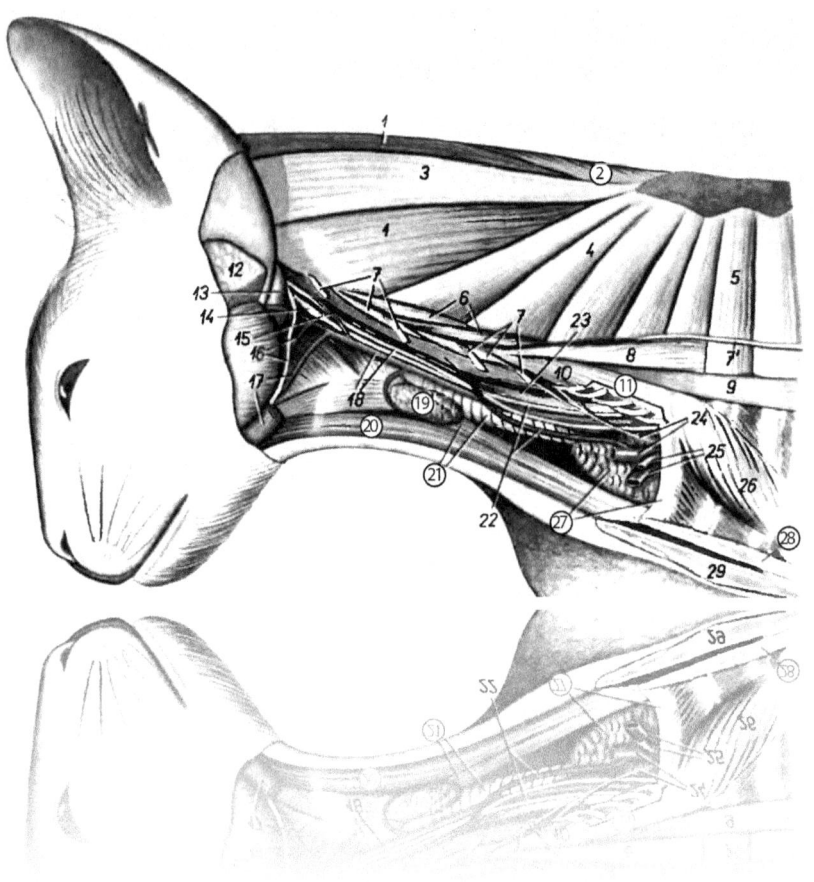

1 – pflasterartiger Muskel – **185784219681**

2 – Halsteil des Rautenmuskels – **108549219681**

3 – Kopfteil des pflasterartigen Muskels – **389741298748**

4 – Halsteil des ventralen gezackten Muskels – **309841219748**

5 – Brustteil des ventralen gezackten Muskels – **368781298748**

6 – mittlerer intransversaler Muskel – **124781298748**

7 – Halsnerven – **108548219641**

ventrale intransversale Muskeln – **084291274781**

7' – Brustrückennerv – **108501298748**

8, 9 – Treppen-Oberrippenmuskel – **518314218514**

10 – Treppenmuskel der ersten Rippe – **618571218714**

11 – Armgeflecht – **537581218649**

12 – Ohrspeicheldrüse – **514895478471**

13 – Knochenblase – **368741298781**

14 – kranialer Halsganglion – **318741219748**

15 – Arterienstrang der inneren Kopfschlagader und der Hinterhauptarterie – **361281298714**

16 – äußere Kieferarterie – **895713316894**

Sublingualnerv – **385198571496**

17 – zweibäuchiger Muskel – **148751219749**

Zungenschlagader – **318541218719**

18 – gemeine Kopfschlagader – **368741898714**

herumschweifender Nerv – **534891218749**

19 – Schilddrüse – **861489791859**

20 – Brust- Hypoglossusmuskel – **168064198781**

21 – Brust- Schilddrüsenmuskel – **648791219718**

Luftröhre– **568791298749**

22 – Grenzstrang – **361291298718**

innere Halsader – **389741298749**

28 – Speiseröhre – **639741298741**

24 – Zwerchfellnerv – **364581378369**

äußere Halsader – **147589786471**

25 – Achselschlagader – **341278798741**

Achselblutader – **374891298748**

26 – gerader Brustmuskel – **364581389749**

27 – Thymus – **531298749648**

I. Rippe – **194298746581**

28 – tiefer Brustmuskel – **649741298748**

29 – oberflächlicher Brustmuskel – **364891789648**

Abb. 17 Muskeln der rechten Vordergliedmaßen der Katze (mediale Oberfläche)

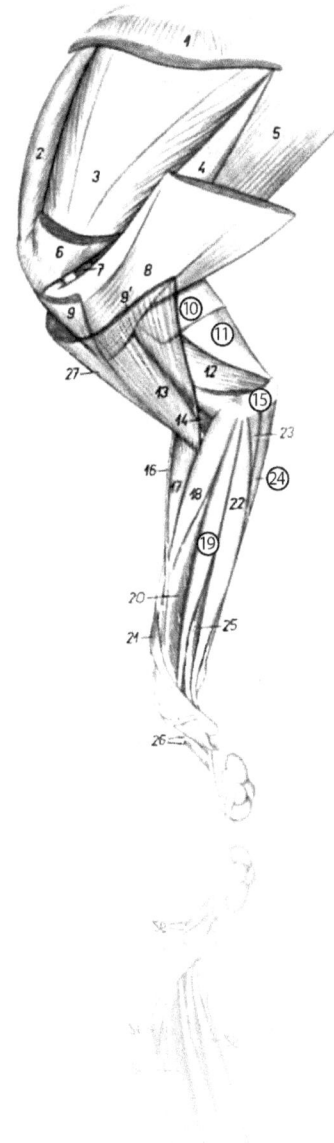

1 – ventraler gezackter Muskel – **068741298748**

2 – Vordermuskel – **781216298741**

3 – Unterschulterblattmuskel – **318741218748**

4 – großer Rundmuskel – **536894219741**

5 – breitester Rückenmuskel – **368541298749**

6 – tiefer Brustmuskel – **649741298748**

7 schnabelförmiger Schultermuskel – **315851219748**

8 – tiefer Brustmuskel – **649741298748**

9 – oberflächlicher absteigender Brustmuskel – **681294798748**

9' – oberflächlicher Querbrustmuskel – **689781298748**

10 – Vorderarmfaszienspanner – **369841298749**

11 - Langkopf des dreiköpfigen Schultermuskels – **378541598748**

12 – medialer Kopf des dreiköpfigen Schultermuskels – **368581298749**

13 – doppelter Schultermuskel – **315897215648**

14 – Schultermuskel – **648791298749**

15 – Ellenmuskel – **381741218748**

16 – langer Auswärtsdreher – **542741298748**

17 – radialer Vorderfußwurzelstrecker – **316851219749**

18 – runder Einwärtsdreher – **315645789718**

19 – radialer Vorderfußwurzelbeuger – **731291298647**

20 – radialer Kopf des tiefen Zehenbeugers – **738581298649**

21 – langer Abduktor des I. Zehs – **389781298749**

22 – oberflächlicher Zehenbeuger – **368541298749**

23 – Oberarmkopf des Ellen-Vorderfußbeuger – **315714218715**

24 – Ellbeinkopf des Ellen-Vorderfußbeugers – **648741298749**

25 – Oberarmkopf des tiefen Zehenbeugers – **361298791498**

26 – gemeiner Zehenstrecker – **318781218749**

27 – brachiozephaler Muskel – **479851218564**

© Г. П. Грабовой, 2005

Abb. 18 Muskeln, Gefäße und Nerven des rechten Schulterblattes und der Schulter der Katze (laterale Oberfläche)

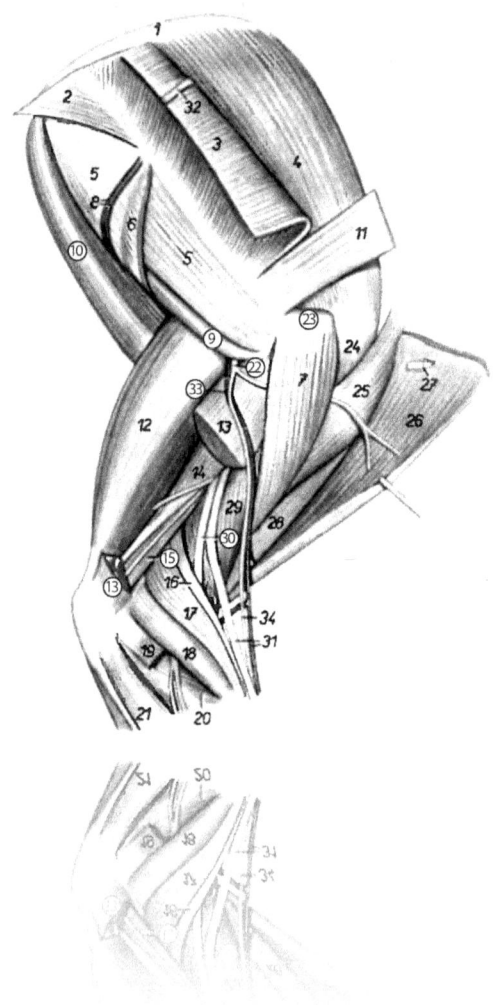

1 – Schulterblatt – **897194218601**

2 – Brustteil des Trapezmuskels – **108501209604**

3 – Halsteil des Trapezmuskels – **306481298741**

4 – Vordermuskel – **781216298741**

5 – dicker Muskel – **508741298648**

6 – Schulterstück des Deltamuskels – **014291298741**

7 – Akromioteil des Deltamuskels –**501269379841**

8 – periphere Schulterblattarterienzweige – **571218718614**

periphere Schulterblattarterienzweige – **754291781648**

9 – kleiner Rundmuskel – **317548217419**

10 – großer Rundmuskel – **536894219741**

11 – atlas- akromialer Muskel – **518714218617**

12 – Langkopf des dreiköpfigen Schultermuskels – **378541598748**

13 – lateraler Kopf des dreiköpfigen Schultermuskels – **609549289741**

14 – Zusatzkopf des dreiköpfigen Schultermuskels – **698741298749**

15 – Ellenmuskel – **381741218748**

16 – Oberarm-Speichenmuskel – **318719219647**

17 – radialer Vorderfußwurzelstrecker –**316851219749**

18 – gemeiner Zehenstrecker – **318781218749**

19 – lateraler Zehenstrecker – **368749289748**

20 – Auswärtsdreher – **542741298748**

21 – Ellen-Vorderfußstreker – **317581218498**

© Г. П. Грабовой, 2005

22 – Axelnerv – **681298398748**

23 – Schulterdach – **194016598714**

24 – Tuberculum majus des Oberarms – **513893698741**

25 – oberflächlicher Brustmuskel – **364891789648**

26 – Muskel brachiocephalicus – **479851218564**

27 – Schlüsselbein – **368541298748**

28 – doppelter Schultermuskel – **315897215648**

29 – Schultermuskel – **648791298749**

30 – tiefer Speichennerv – **509601209894**

31 – oberflächlicher Speichennerv – **649591298749**

Hautvene – **301294701898**

32 – dorsaler Ast des äußeren Asts des Zusatznervs – **369061298781**

33 – Axelschultervene – **361219819417**

34 – kranialer Hautnerv des Vorderarms – **519841219748**

Abb. 19 Muskeln der Pfote der rechten Hintergliedmaßen der Katze (laterale Oberfläche)

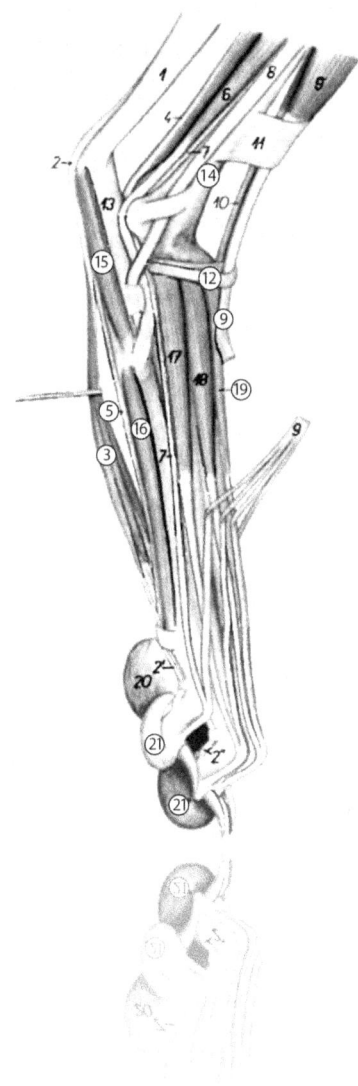

1 – Flechse des dreiköpfigen Schienbeinmuskels – **318741219819**

2 – Flechse des oberflächlichen Zehenbeugers – **518714218748**

3 – kurzer Zehenbeuger – **649517219849**

4 – langer Beuger des I. Zehs – **641289539781**

5 – Flechse des tiefen Zehenbeugers – **537581298648**

6 – kurzer Wadenbeinmuskel – **715841219849**

7 – lateraler Zehenstrecker – **368749289748**

8 – Flechse des langen Wadenbeinmuskels – **317548989647**

9 – langer Zehenstrecker – **389749289647**

10 – kranialer Schienbeinmuskel – **018541218749**

11 – proximales Querband des Schienbeins – **361948598741**

12 – distales Tarsalquerband – **381219749891**

13 – Fersenbein – **061281298748**

14 – Schienbein – **109849598647**

15 – Abduktor des V. Zehs – **687371298498**

16 – Zwischenknochenmuskel – **545371298748**

17, 18, 19 – kurze Zehenstrecker – **618517319891**

20 – Fußwurzelkrume – **361291298718**

21, 21' Zehenkrumen – **392871298741**

Abb. 20 Schema des Aufbaus der Haut mit Haaren:

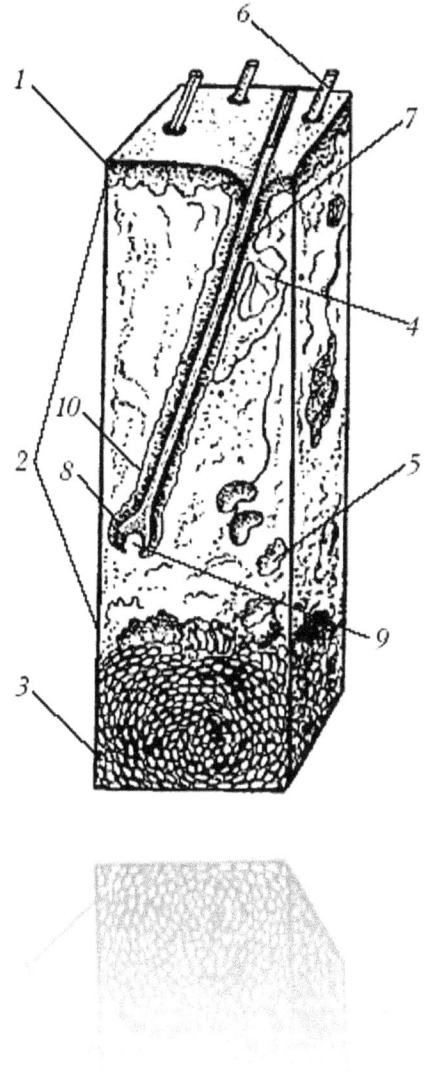

1 – Oberhaut – **518647219719**

2 – Lederhaut – **182641218712**

3 – Subkutanschicht – **217549218641**

4 – Talgdrüsen – **318546219749**

5 – Schweißdrüsen – **316218516419**

6 – Haarschaft – **534821218741**

7 – Haarwurzel – **364891298748**

8 – Haarzwiebel – **648741219748**

9 – Haarpapille – **364291298741**

10 – Haarbalg – **549681219719**

Abb. 21 Pfoten der Katze

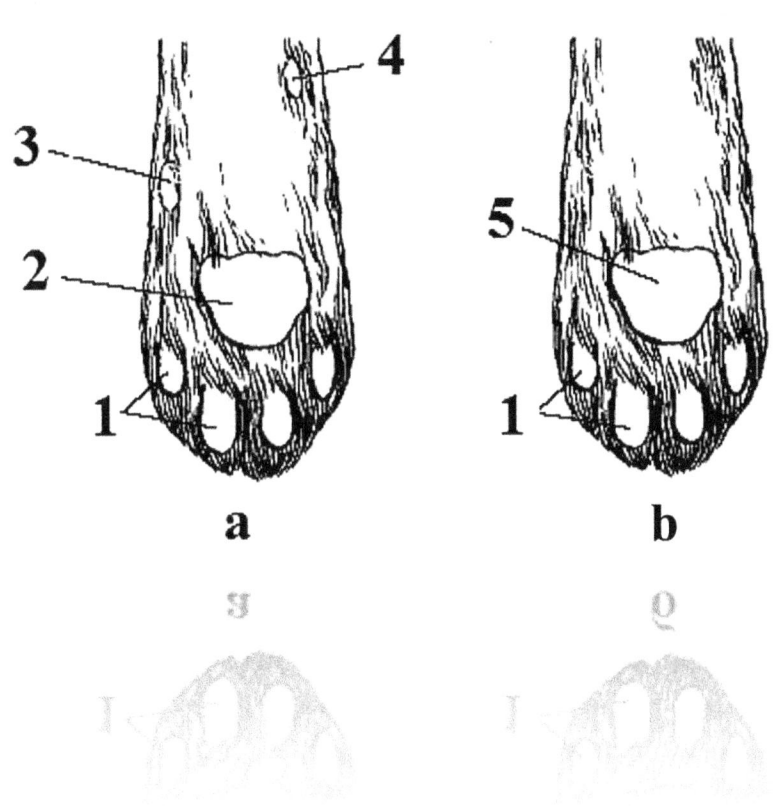

a – vordere

b – hintere

1 – Fingerbeeren – **516491219891**

2 – Vordermittelfußbeere – **318741219641**

3 – rudimentärer Zeh – **849541219641**

4 – Vorderfußwurzelbeere – **831549219641**

5 – Mittelfußbeere – **364841219741**

Nervensystem – 564891298741

Abb. 22 Schematische Darstellung eines Neurons

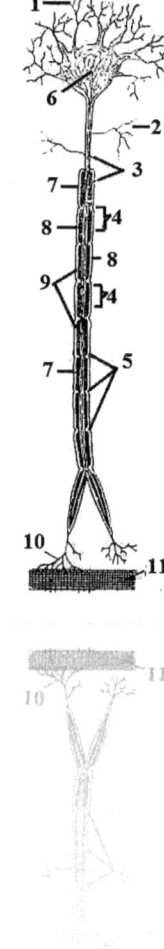

1 – Dendriten – **891249298741**

2 – Axonseitenast – **364891548741**

3 – Axon – **519649298741**

4 – Segmente der Myelinscheide – **316498516471**

5 – Ranvierknoten – **589741298748**

6 – Neuronkörper – **364291298748**

7 – Neurilemm – **849549298741**

8 – Myelinscheide – **581218649741**

9 – Schwann-Zellkern – **589781298641**

10 – Effektnervenenden – **368971298741**

11 – Muskelfaser – **589698598741**

Abb. 23 Schema eines Reflexbogens
Reflexbogen – 368548298741

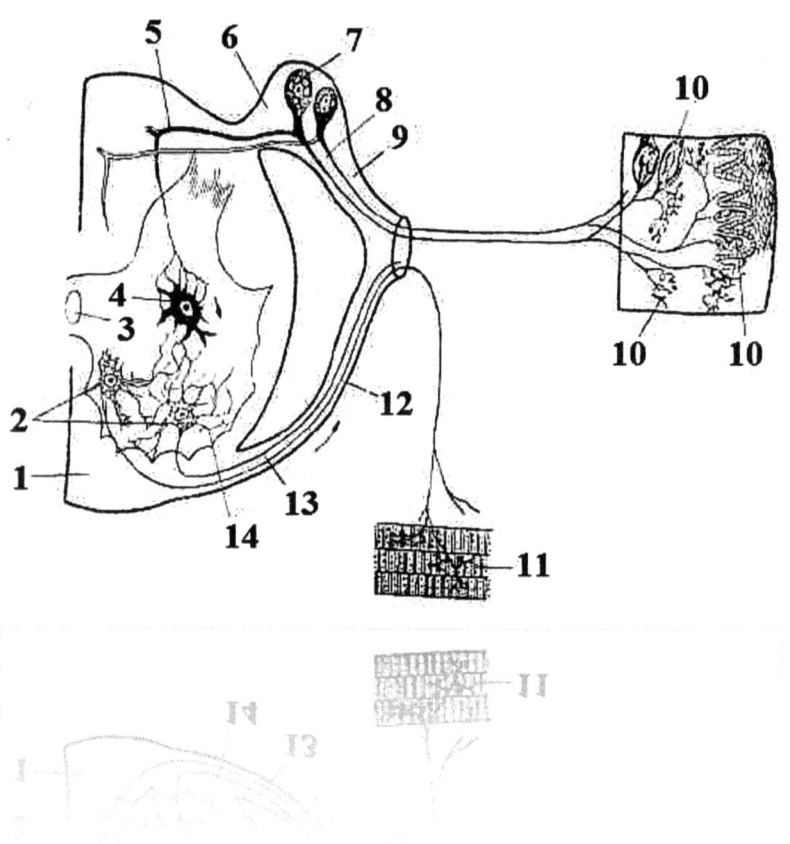

1 – weiße Substanz des Rückenmarks – **598721218641**

2 – Motoneuronenkörper
(Unterhörner der grauen Substanz) – **548648798541**

3 – Rückenmarkskanal – **898648598718**

4 – Schaltneuron – **398648598718**

5 – Mittelschößling des Feinneurons –**591298391641**

6 – Spinalganglion – **394561298781**

7 – Feinneuronkörper – **598681298581**

8 – Peripherschößling des Feinneurons –**368781298548**

9 – Ober(fein)wurzel des Spinalnervs – **515649219561**

10 – diverse sensible Enden (Rezeptoren) in der Haut – **546891298748**

11 – Motor- (Effektor) Enden der quergestreiften Muskulatur – **539649898741**

12 – Unter(motor)wurzel – **589749598741**

13 – Effektorfaser des Motorneurons – **398648798541**

14 – Rezeptorfasern (Dendriten) des Motorneurons – **891249298741**

Zentrales Nervensystem – 898649598748

Gehirn – 888184298681

Abb. 24 Bereiche des Gehirns

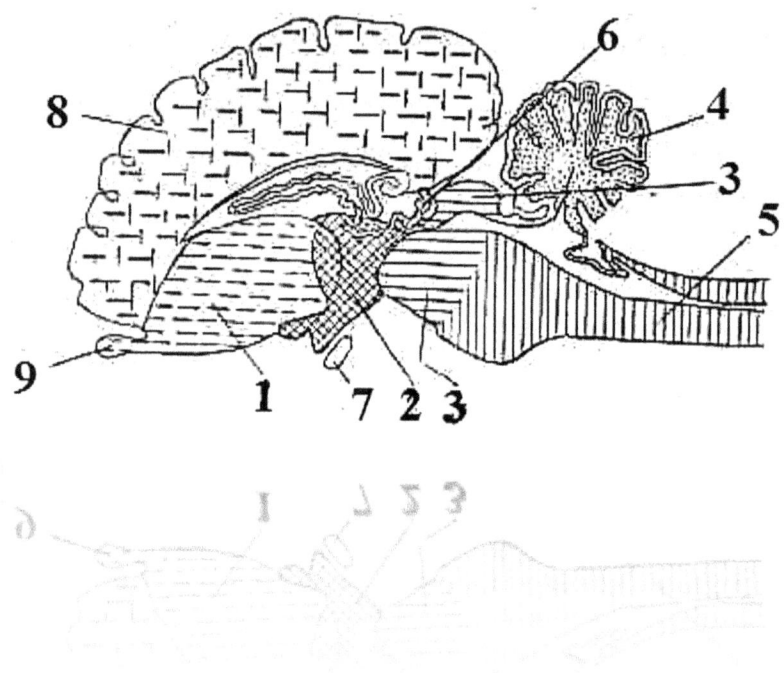

1 – Basalganglion des Endhirns – **851648298781**

2 – Zwischenhirn – **398749598648**

3 – Mittelhirn – **364891298581**

4 – Kleinhirn – **398581298641**

5 – Nachhirn – **318581298741**

6 – Endstück des Knochens – **364804298541**

7 – Hirnanhang – **309549268748**

8 – Mantel – **368381298781**

10 – Riechkolben – **319685369871**

Abb. 25 Hirnanhang

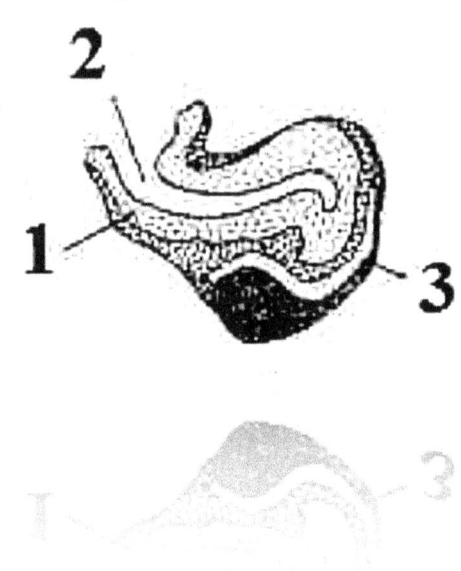

1 – Trichter – **314291298641**

2 – Trichterhohlraum – **368781298549**

3 – Hirnanhanghohlraum – **368594397891**

Abb. 26 Hirnhaut

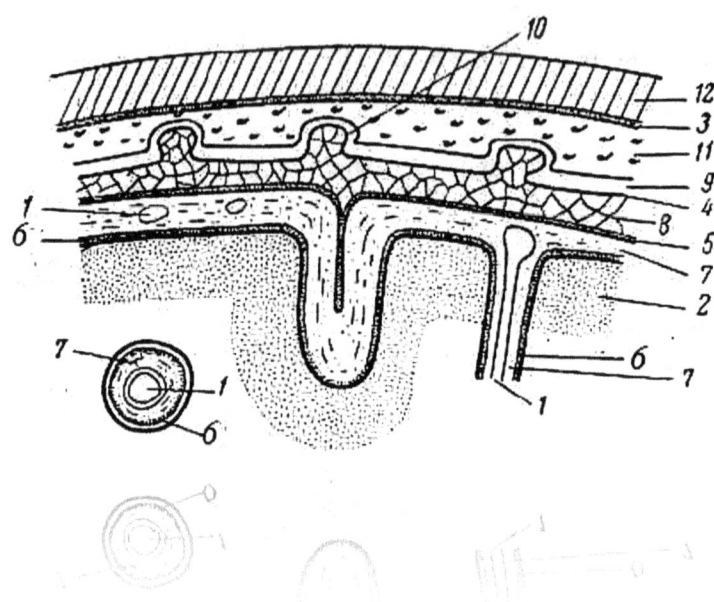

1 – Blutgefäß – **519364219874**

2 – Großhirnrinde – **368581298741**

3 – Dura – **301249608541**

4 – Spinnwebehaut – **394061298584**

5 – Pia mater – **360501298649**

6 – Intima der Pia mater – **348549298741**

7 – Piaraum und Gliaraum – **368371298491**

8 – Subarachnoidalraum – **364851298741**

9 – Subduralraum – **368749298541**

10 – pacchionische Granulation – **391849291648**

11 – Sinusdura – **361298598741**

12 – Knochenschädelkalotte – **319619898749**

Abb. 27 Rückenmark – 398741298648

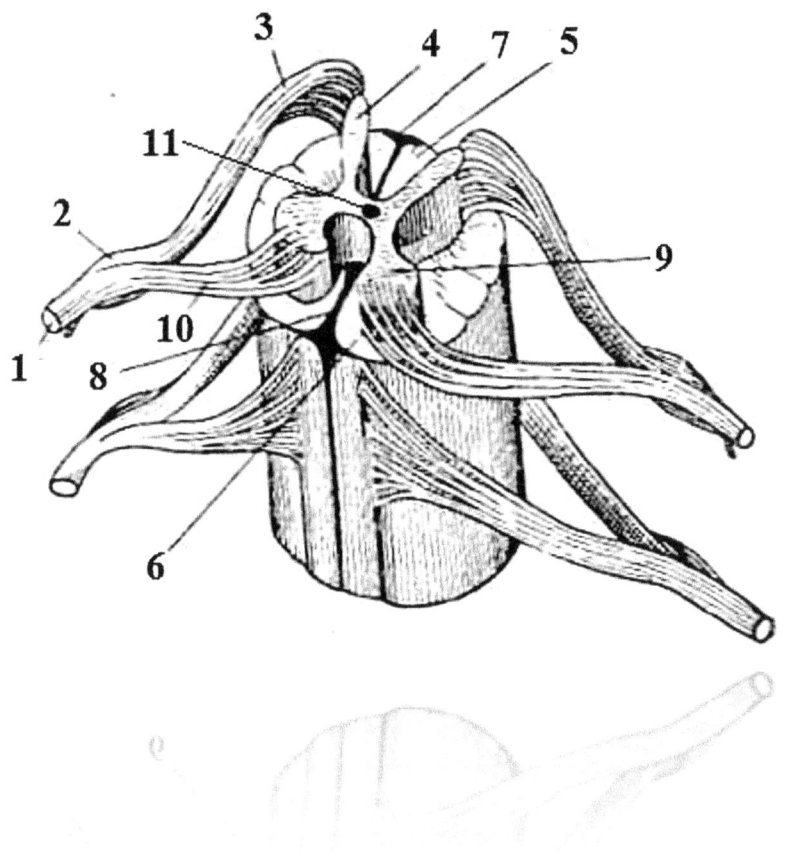

1 – Spinalnerv – **128541298781**

2 – Spinalganglion – **394561298781**

3 – obere Wurzeln – **538649298741**

4 – obere Hörner der grauen Hirnsubstanz – **541298641789**

5 – weiße Hirnsubstanz (oberes Bündel) – **689581298641**

6 – weiße Hirnsubstanz (unteres Bündel) – **364291598781**

7 – obere Längsspalte – **318546218749**

8 – untere Längsspalte – **398781298649**

9 – untere Hörner der grauen Hirnsubstanz – **319061219871**

10 – untere Wurzel des Spinalnervs – **589791298641**

11 – Mittelkanal – **898741218748**

Peripheres Nervensystem – 518601219749

Vegetatives (autonomes) Nervensystem – 319549719841

Sinnesorgan, oder Analysatoren – 360549298741

Sehorgan, oder Sehapparat –589748594648

Abb. 28 Struktur des Auges der Katze

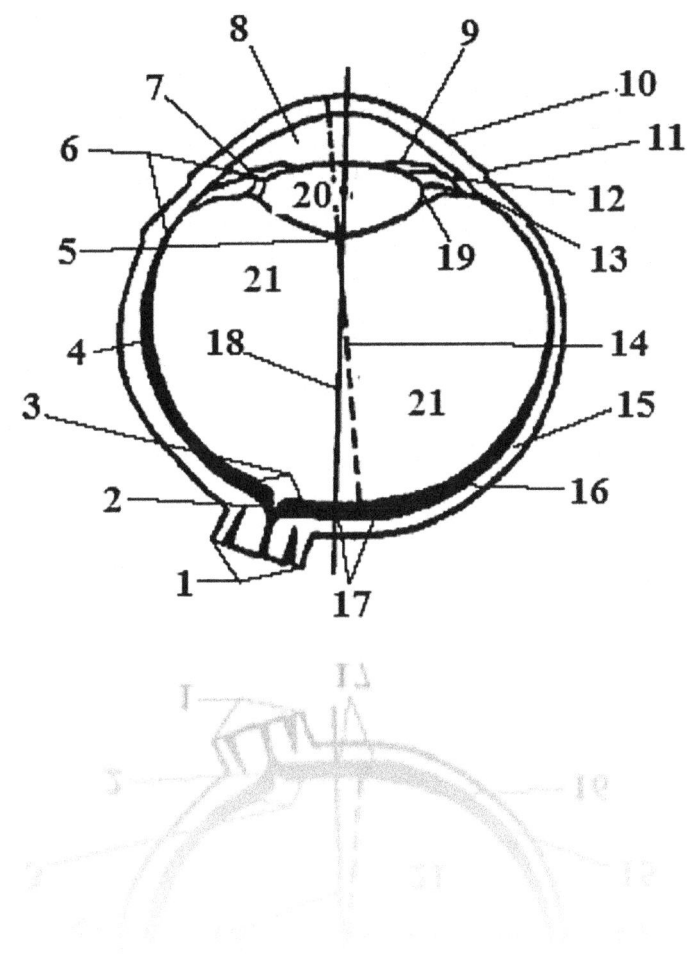

1 – Sehnerv – **519681219748**

2 – Siebplatte – **319781219648**

3 – Sehnervenkopf – **589741298748**

© Г. П. Грабовой, 2005

4 – Netzhaut – **169848519741**

5 – Hinterlinsenraum – **819061519674**

6 – Ciliarkörper – **854741298749**

7 – hintere Kammer – **564871749849**

8 – Vorderkammer – **689748569471**

9 – Iris – **318541218479**

10 – Hornhaut – **314861749568**

11 –Bindehaut – **508541298641**

12 – Schlemm-Kanal – **316581219748**

13 – Ciliarmuskel – **308548698741**

14 – Gesichtsachse – **854391218549**

15 – Sklera – **684371218749**

16 – Gefäßhaut – **849561218749**

17 – gelber Fleck – **018546848741**

18 – Sehachse – **469871219648**

19 – Zonulafasern – **318546219748**

20 – Augenlinse – **581647218741**

21 – Glaskörper – **019684298749**

Abb. 29 Bild des Augenbodens

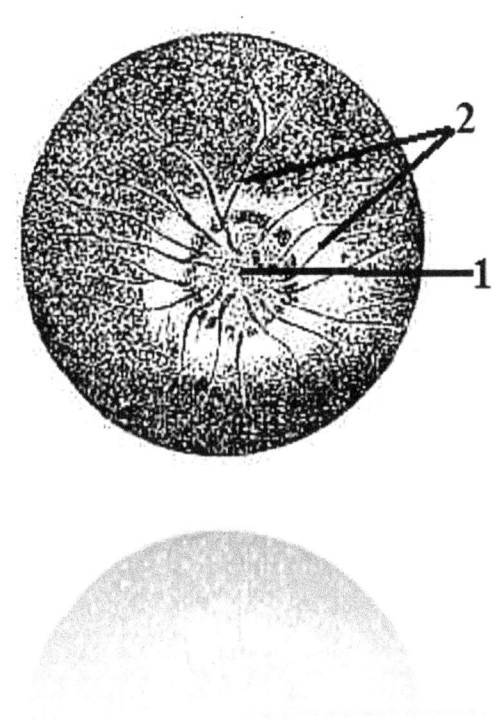

1 – Sehnervenkopf – **589741298748**

2 – Netzhautgefäße (Arterien und Venen) – **589748598647**

Abb. 30 Sehorgan

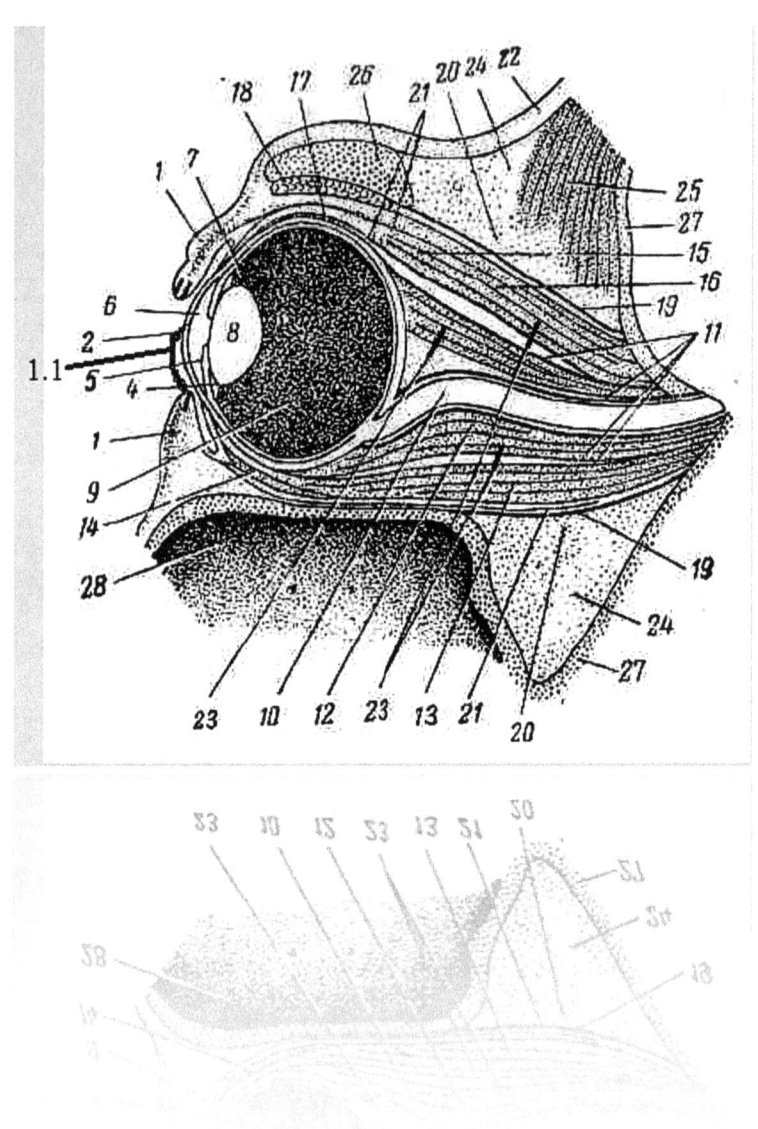

1 – obere und untere Augenlider – **364851298741**

1 – 1 – Nickhaut – **589741289648**

2 – Hornhaut – **584601294874**

3 – Augapfelhaut – **368794298784**

4 – Ciliarkörper – **685794219894**

5 – Iris – **319781219648**

6 – vordere Augenkammer – **368941298748**

7 – Kristallband – **589781298641**

8 – Augenlinse – **649501298748**

9 – Glaskörper – **589741298748**

10 – Sehnerv – **519681219748**

11 – Faszien – **361298297498**

12 – Augenapfelaufzieher – **641297548974**

18 – gerader ventraler Augenmuskel – **314891219648**

14 – schräger ventraler Augenmuskel – **368798596498**

15 – dorsaler gerader Augenmuskel – **371294589748**

16 – innerer Oberlidheber – **361218314598**

17 – Ende des dorsalen schrägen Augenmusekels – **681294391794**

18 – Tränendrüse – **509749894316**

19 – Periorbita – **379849298647**

20 – oberflächliche Faszie – **348561298749**

21 – intermuskuläre fasziale Septumablation – **378541298749**

22 – Haut – **681247298741**

23 – Augapfelmuskeln – **314894219648**

24 – Extraorbitalfett – **319781219748**

25 – Schläfenmuskel – **539781298641**

26 – Backenfortsatz des Stirnbeins – **531851219648**

27 – Knochenwand – **584291298741**

28 – Kieferhöhle – **361218519748**

Gleichgewichts-Hörorgan – 689749298741

Abb. 31 Schema der Gleichgewichts- und Hörorgane:

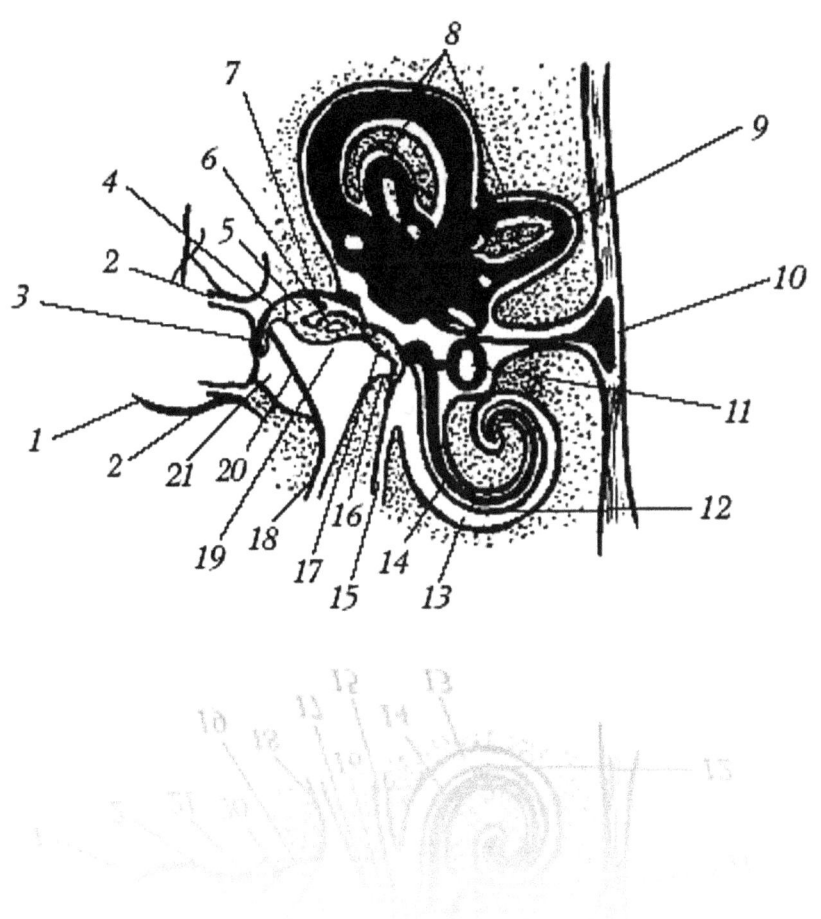

1 – Ohrmuschel – **859649298748**

2 – äußerer Gehörgang – **108546489781**

3 – Trommelfell – **694891298749**

4 – Hammer – **681294514297**

5 – Amboß – **596789067918**

6 – Steigbügelmuskel – **318581291694**

7 – Steigbügel – **589781298648**

8 – Bogengänge – **501294219841**

9 – Ovalbeutel – **601298598741**

10 – Endolymphgang und Säckchen im Aquaeductus vestibuli – **369841298748**

11 – Rundsäckchen mit Gleichgewichtsmacula – **501294298741**

12 – häutige Schnecke – **368571298749**

13 – Paukentreppe – **379898368748**

14 – vestibulärer Kanal – **361294298741**

15 – Schneckenaquaeductus – **689741298719**

16 – Schneckenfenster – **316581219648**

17 – Promontorium – **194218498718**

18 – Knochenohrtrompete – **368541298749**

19 – linsenförmiger Knochen – **601294298741**

20 – Trommelfellspanner – **361298518748**

21 – Paukenhöhle – **019361219648**

Geruchsorgan – 898749219641

Geschmacksorgan – 316581219647

Abb. 32 Zunge der Katze

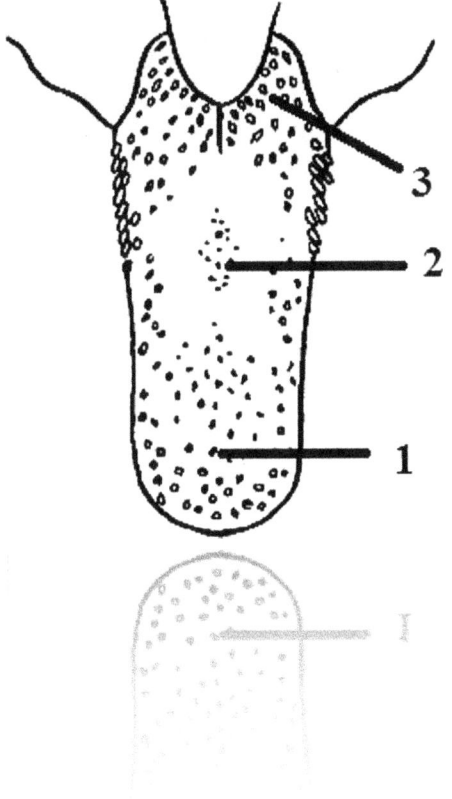

1 – Zungenspitze – **536841298741**

2 – Zungenkörper – **369891298748**

3 – Zungenwurzel – **589748298641**

Abb. 33 Schema des Aufbaus

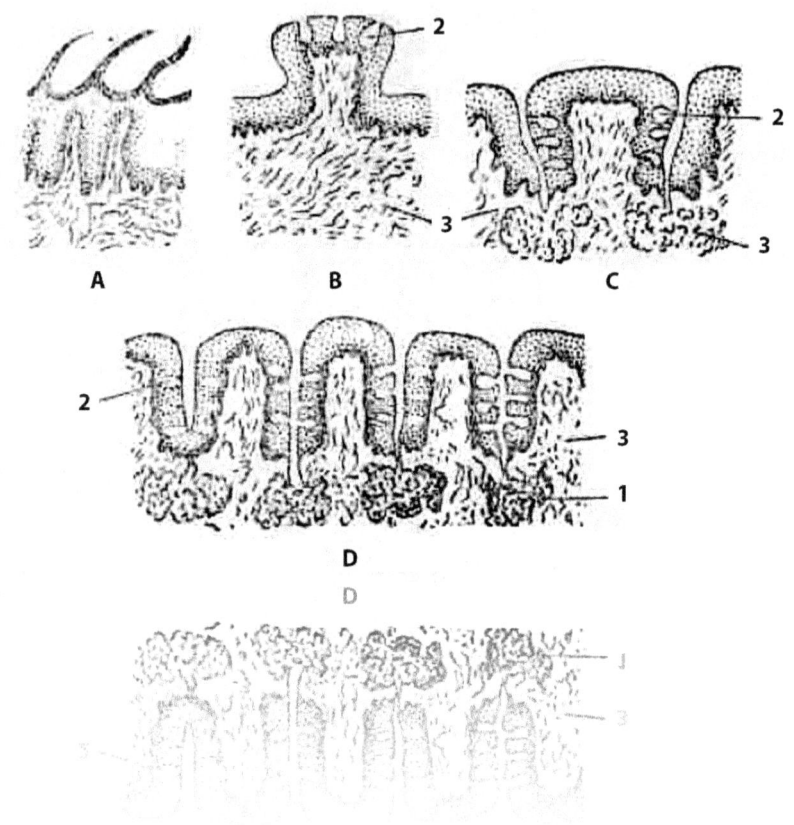

Zungenpapillen

A – fadenförmige Papillen – **518571298641**

B – pilzförmige Papillen – **369851579891**

C – unwallte Papillen – **318671218749**

D – Blätterpapillen – **318514219617**

1 – Drüsen – **318781218749**

2 – Geschmacksknospen – **589749569891**

3 – Bindegewebe – **548741218316**

Tastorgan – 584361219871

Innere Organe der Katze – 317294518518

Abb. 34 Innere Organe der Katze
(von der rechten Seite)

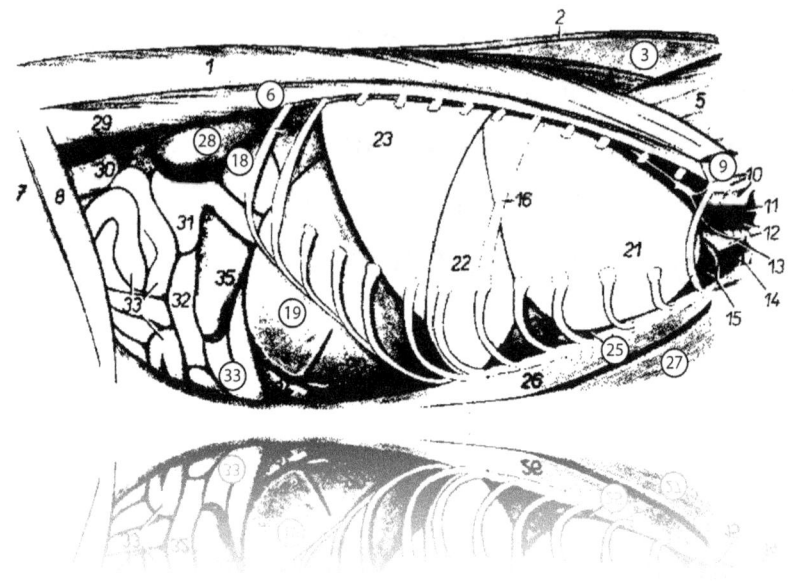

1 – längster Rückenmuskel – **589781298648**

2 – Trapezmuskel – **368781298741**

3 – Rautenmuskel – **589781298641**

4 – spinaler und semispinaler Rückenmuskel – **316498598741**

5 – pflasterartiger Muskel – **185784219681**

6 – Beckenrippenmuskel – **314851219648**

7 – Schenkelbindenspanner – **381294201498**

8 – Schneidermuskel – **301274298748**

9 – Halsteil des ventralen gezackten Muskels – **309841219748**

10 – Armgeflecht – **537581218649**

Treppenmuskel der ersten Rippe – **618571218714**

11 – langer Halsmuskel – **689741298748**

12 – Speiseröhre – **639741298741**

Luftröhre – **568791298749**

13 – herumschweifender Nerv – **534891218749**

Grenzstrang – **361291298718**

14 – gemeine Halsader – **349671219691**

gemeine Kopfschlagader – **368741898714**

15 – Achselschlagader – **341278798741**

Achselblutader – 374891298748

16 – VI. Rippe – **398781298641**

17 – XIII. Rippe – **368501898749**

18 – Schwanzfortsatz der Leber – **689741298748**

19 – rechter lateraler Leberlappen – **368748598741**

20 – rechter medialer Leberlappen – **389741298648**

21 – apikaler Lungenlappen – **589781298648**

22 – Herzlungenlappen – **587498648741**

23 – Zwerchfelllappen der Lunge – **501684298748**

24 – Herz – **584361298748**

25 – Thymus – **531298749648**

Brustbein – **689713519814**

26 – tiefer Brustmuskel – **649741298748**

27 – oberflächlicher Brustmuskel – **364891789648**

© Г. П. Грабовой, 2005

28 – rechte Niere – **601298749271**

29 – rechter Harnleiter – **496891298741**

30 – absteigender Teil des Grimmdarms – **316898719748**

31 – Zwölffingerdarm – **318549298749**

32 – Krummdarm – **364891298749**

33 – Leerdarm – **368549378541**

34 – Magen – **389781298749**

35 – Blinddarm – **389601298749**

Abb. 35 Innere Organe der Katze
(von der linken Seite)

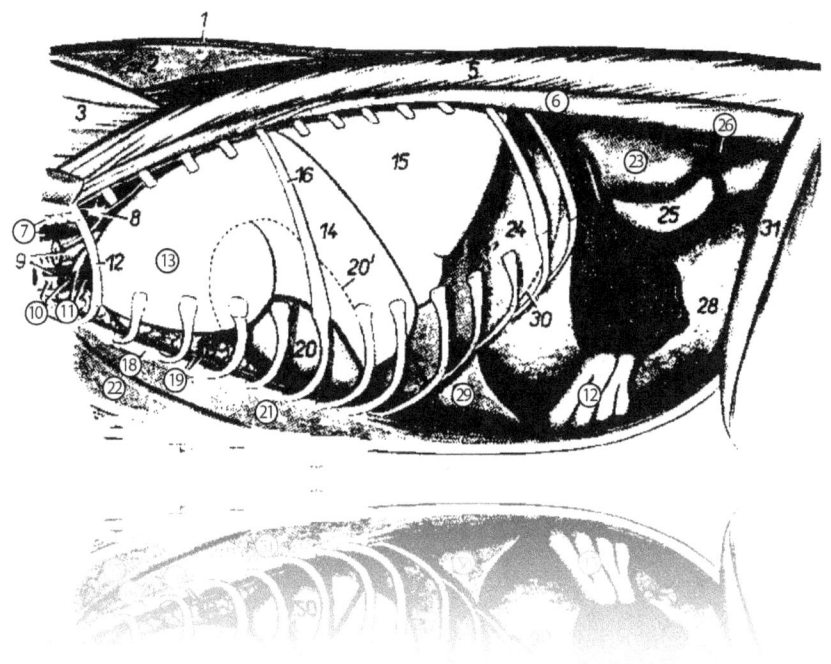

1 – Trapezmuskel – **381274298648**

2 – Rautenmuskel – **589781298641**

3 – pflasterartiger Muskel – **185784219681**

4 – spinaler und semispinaler Rückenmuskel – **378581298641**

5 – längster Rückenmuskel – **589781298648**

6 – Beckenrippenmuskel – **314851219648**

7 – Armgeflecht – **537581218649**

langer Halsmuskel – **580549298741**

8 – sternförmiger Ganglion – **301294298641**

9 – gemeine Kopfschlagader – **368741898714**

Speiseröhre – **639741298741**

10 – gemeine Halsader – **349671219691**

Luftröhre – **568791298749**

11 – Achselschlagader – **341278798741**

Achselblutader – **374891298748**

12 – I. Rippe – **194298746581**

13 – apikaler Lungenlappen – **589781298648**

14 – Herzlungenlappen – **587498648741**

15 – Zwerchfelllappen der Lunge – **501684298748**

16 – VI. Rippe – **398781298641**

17 – Thymus – **531298749648**

18 – Brustbein – **689713519814**

19 – innere Brustschlagader und Brustkorbvene – **519691298791**

20 – Herz – **584361298748**

20' – Herzprojektion – **514298749291**

21 – tiefer Brustmuskel – **649741298748**

22 – oberflächlicher Brustmuskel – **364891789648**

23 – linke Niere – **601298749271**

24 – Magen – **389781298749**

25 – absteigender Teil des Grimmdarms – **318791218648**

26 – linker Harnleiter – **496891298741**

27 – Milz – **519891219648**

28 – Harnblase – **316898517291**

29 – Leber – **368549298741**

30 – Linie der Zwerchfellbefestigung – **304861298741**

31 – Schneidermuskel – **301274298748**

32 – Leerdarm – **318548748741**

Verdauungssystem – 368541589681

Kehle – 369714218748

Speiseröhre – 639741298741

Mundhöhle – 684291298748

Oberlippe – 531649271849

Unterlippe – 368581219491

Backen – 836471298514

Zunge – 598791498642

Zähne – 601298549741

Zahnfleisch – 589741298361

Gaumenhärte – 309891298648

weicher Gaumen – 501294298749

Speicheldrüsen – 369891298749

Mandeln – 304541589748

Rachenenge – 306589298741

Abb. 36 Zähne des Ober-und des Unterkiefers der Katze

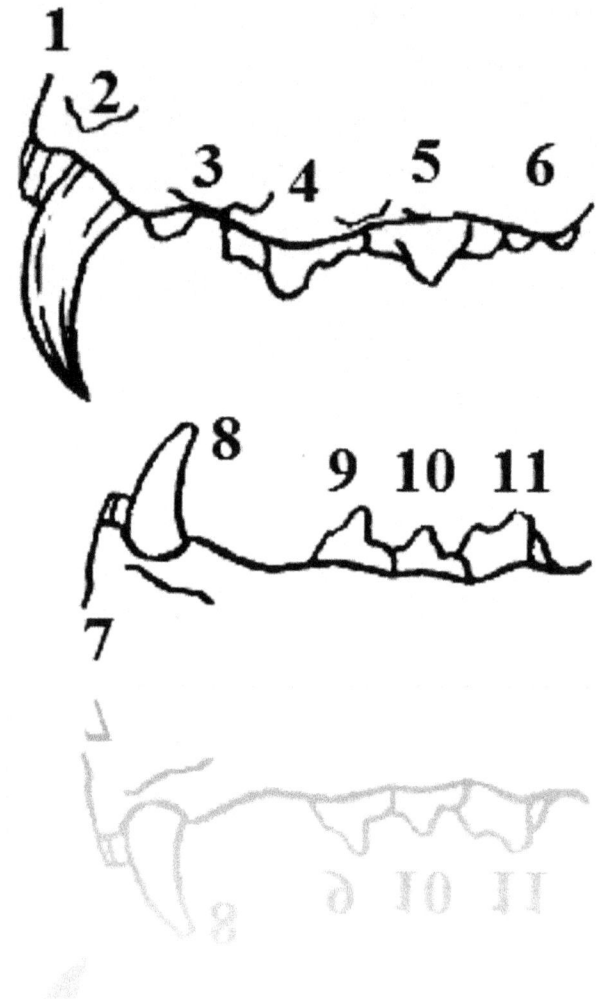

1 – obere Schneidezähne – **196368519781**

2 – oberer Eckzahn – **369748519781**

3, 4, 5 – obere Backenzähne– **168745319849**

6 – oberer Mahlzahn – **375184219649**

7 – untere Schneidezähne – **518364219748**

8 – unterer Eckzahn– **584291218748**

9, 10 – untere Backenzähne– **368741298748**

11 – unterer Mahlzahn– **848741298748**

Abb. 37 Magen der Katze

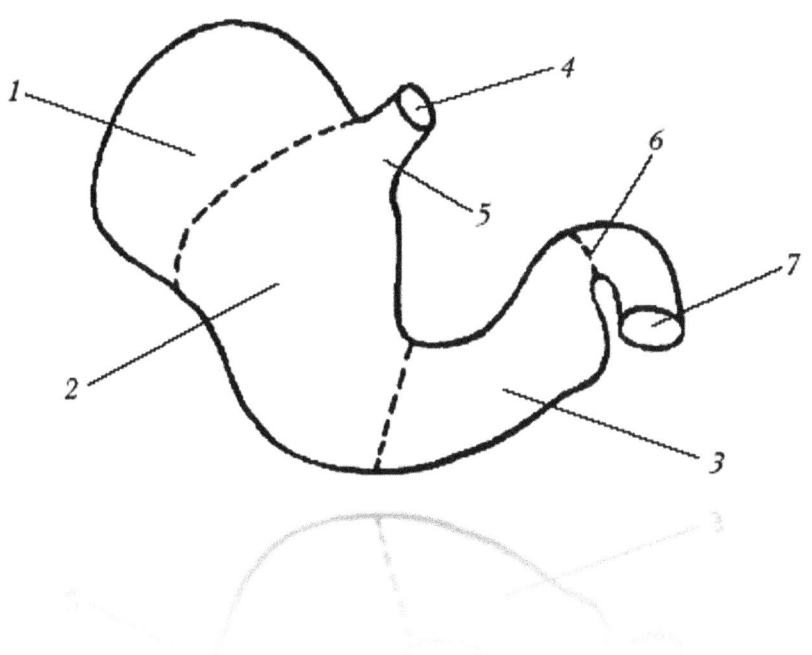

1 – Magenboden– **518549368371**

2 – Magencorpus– **368581298748**

3 – Magenhöhle– **368581298748**

4 – Speiseröhre – **639741298741**

5 – Kardinalgegend– **898541298741**

6 – Magenpförtner – **748641298748**

7 – Zwölffingerdarm– **318549298749**

Atmungssystem– 369781298741

Nase – 178549378581

Nasenhöhle – 364581298748

Laryngen – 519684319782

Luftröhre – 568791298749

Lunge – 368749219061

Abb. 38 Struktur des Lungenazinus

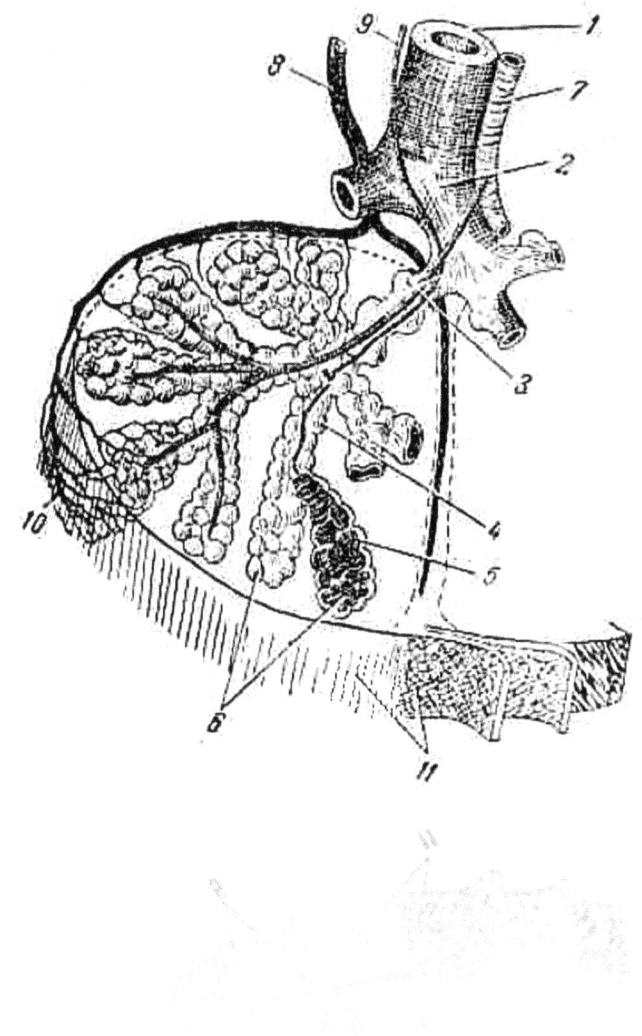

1 – Bronchiole (intralobuläre Bronche) – **368581298741**

2 – terminale Bronchiole – **581294369741**

3 – alveoläre Bronchiole – **509748569741**

4 – Alveolargang – **589781298649**

5 – Alveolarsäckchen – **319741298749**

6 – Alveole – **584361298749**

7 – Arterie – **587581298647**

8 – Vene – **364564898741**

9 – Nerv – **309895369741**

10 – Kapillarnetz – **509641298748**

11 – Bindegewebsschicht – **304891294571**

Blutkreislauf – 569748598747

Blutgefäßsystem – 584321694788

Herz – 584361298748

Abb. 39 Darstellung der Herzstruktur

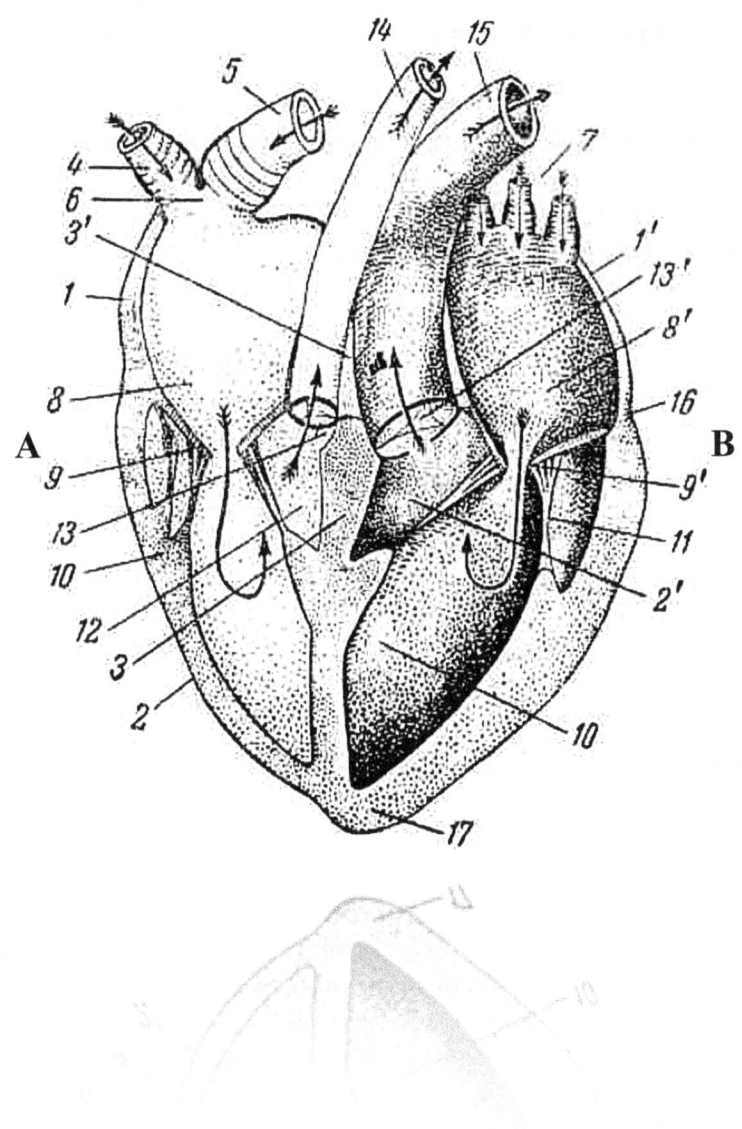

A – Rechtsherz

B – linke Hälfte des Herzens

1 – rechter Vorhof– **685748598741**

linker Vorhof– **619594589741**

2 – rechter Ventrikel – **619748298781**

2' – linker Ventrikel – **368541589748**

3 – Kammerscheidewand– **589781298748**

3' – Vorhofscheidewand – **361298379841**

4 – kraniale Hohlvene– **361294298748**

5 – kaudale Hohlvene– **369541298748**

6 – zwischenvenöser Höcker– **398781298741**

7 – Lungenvenen – **584361298784**

8 – rechte aurikuloventrikuläre Öffnung –**318581298648**

8' – linke aurikuloventrikuläre Öffnung –**501294298641**

9 – rechte dreizipflige Klappe– **608549298741**

9' – linke zweiflügelige Klappe– **501294319648**

10 – Papillarmuskeln– **304891264898**

11 – Sehnenfäden– **501294298748**

12 – Anschlussabschnitte (Kegel) der Ventrikel – **306894506971**

13 – Pulmonalklappe
(mit drei Semilunarklappen) – **378564298541**

13' – Aortenklappe (mit drei Semilunarklappen) –**378549298741**

14 – Lungenarterie– **648371298741**

15 – Aorte – **684371289851**

16 – Herzkranzfurche– **309549689741**

17 – Herzspitze – **368748598741**

Abb. 40 Darstellung des Herzreizleitungssystems (Vorderansicht)

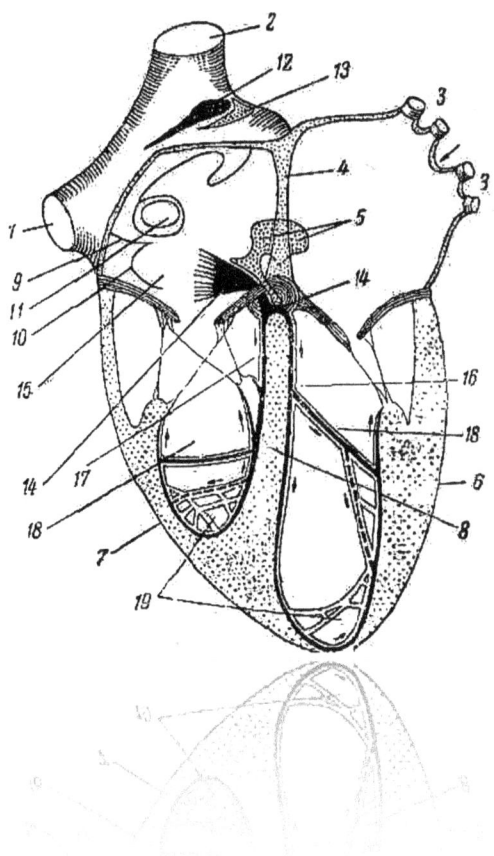

1 – kaudale Hohlvene – **369541298748**

2 – kraniale Hohlvene – **361294298748**

3 – Lungenvene– **584361298784**

4 – Vorhofscheidewand– **361298379841**

5 – aurikuloventrikulärer Nervenknoten– **189748589741**

6 – linker Ventrikel – **368541589748**

7 – rechter Ventrikel – **619748298781**

8 – Kammerscheidewand – **589781298748**

9 – Eustachische Klappe – **306848549648**

10 – Thebesius-Klappe – **371498598641**

11 – Ovalvertiefung – **368749589741**

12 – Sinusknoten (Caytch-Flick) – **581294298748**

13 – sinus-atrialer Nervenknoten – **368748298741**

14 – aurikuloventrikulärer Knoten (AV-Knoten) – **364581219749**

14' – His-Bündel – **368591398748**

15 – Fasern zum His-Bündel-Vorhof – **309849298471**

16, 17 – linkes und rechtes Bein des His-Bündels– **368549298741**

18 – Fasern des His-Bündels, verlaufend in den Quermuskeln des Herzens – **361294219841**

19 – Purkinje-Fasern – **348581298648**

Blutgefäße – 501294298741

Arterien – 589741298748

Venen – 694361298748

Abb. 41 Schematische Darstellung der Arterie

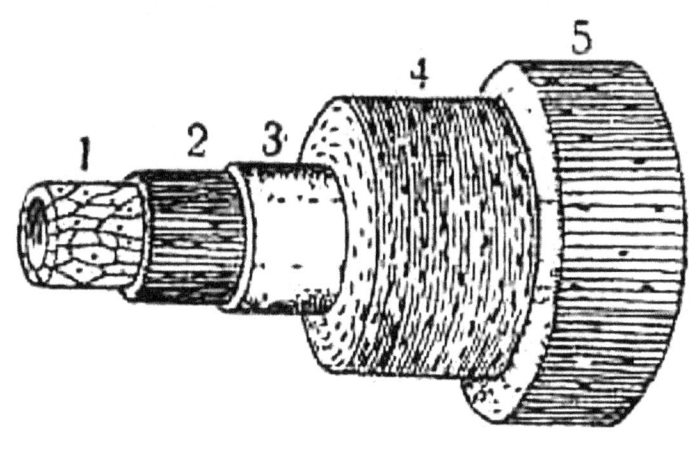

1 – Endothel – **587581298641**

2 – Intima – **584648298748**

3 – innere elastische Hülle – **504291294891**

4 – Media – **589791298641**

5 – Adventitia – **898741298748**

Abb. 42 Anordnung der Gefäße und Nerven der Katze am Eingang der Brusthöhle (Ansicht von links)

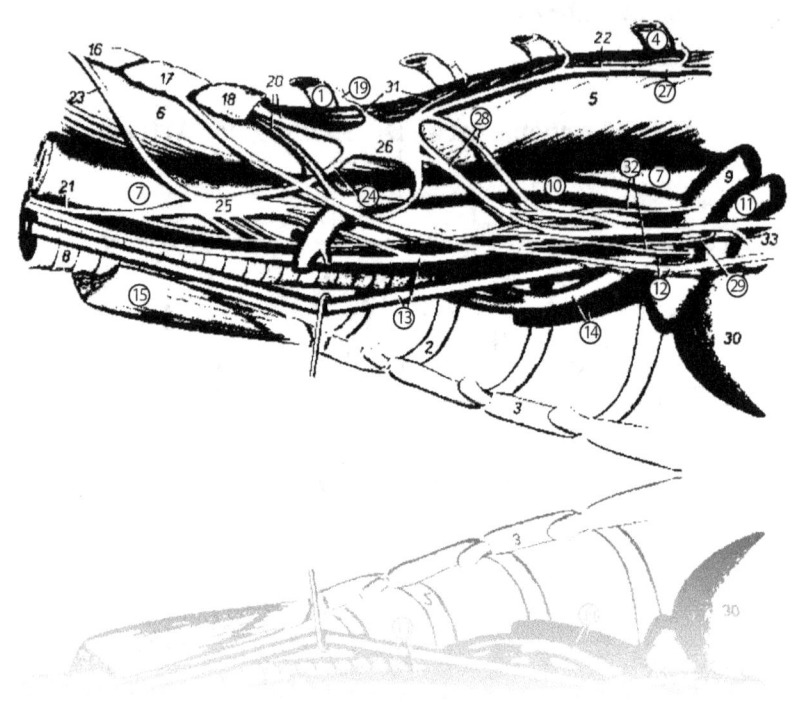

1 – linke I. Rippe – **194298746581**

2 – Knorpel der II. rechten Rippe – **589641298741**

3 – Brustbein – **689713519814**

4 – IV. linke Rippe – **898591298641**

5 – Brustseite des langen Halsmuskels – **598781298648**

6 – Halsteil des langen Halsmuskels – **318748589781**

7 – Speiseröhre – **639741298741**

8 – Luftröhre – **568791298749**

9 – Aorte – **684371289851**

10 – linke Schlüsselbeinschlagader – **589781298648**

11 – Lungenschlagader – **598781298648**

12 – Brachiocephalarterie – **649781298748**

linker Zwerchfellnerv – **364581378369**

13 – gemeine Kopfschlagader – **368741898714**

herumschweifender Nerv – **534891218749**

14 –rechte Schlüsselbeinschlagader – **589781298648**

kraniale Hohlvene – **361294298748**

15 – Sterno-Zungenbein-Zungen-Muskel – **168064198781**

Sterno-Schilddrüsenmuskel – **648791219718**

16 – V. Halsnerv – **589741298748**

17 – VII. Halsnerv – **534981298648**

18 – VIII. Halsnerv – **374981298649**

19 – I. Brustnerv – **531291298649**

20 – Wirbelschlagader – **547581298648**

Spinalnerv – **364891398791**

21 – Halsteil des Grenzstrangs – **368581298749**

22 – Brustseite des Grenzstrangs – **568531298748**

23 – zusätzlicher Spinalnerv – **318541298749**

24 – subclaviculäre Schlinge – **369841298748**

25 – mittlerer Halsganglion – **361298549781**

26 – sternförmiger Ganglion – **301294298641**

27 – IV. Brustganglion – **381298749271**

28, 31 Verbindungsäste zum herumschweifenden Nerv –**318519698791**

29 – linker rückläufiger Nerv – **368748319741**

30 – Herz – **584361298748**

32 – Aortenäste – **584291798748**

33 – Herzast des herumschweifenden Nervs – **316891519648**

Abb. 43 Anordnung der Gefäße und Nerven der Katze am Eingang der Brusthöhle (Ansicht von rechts)

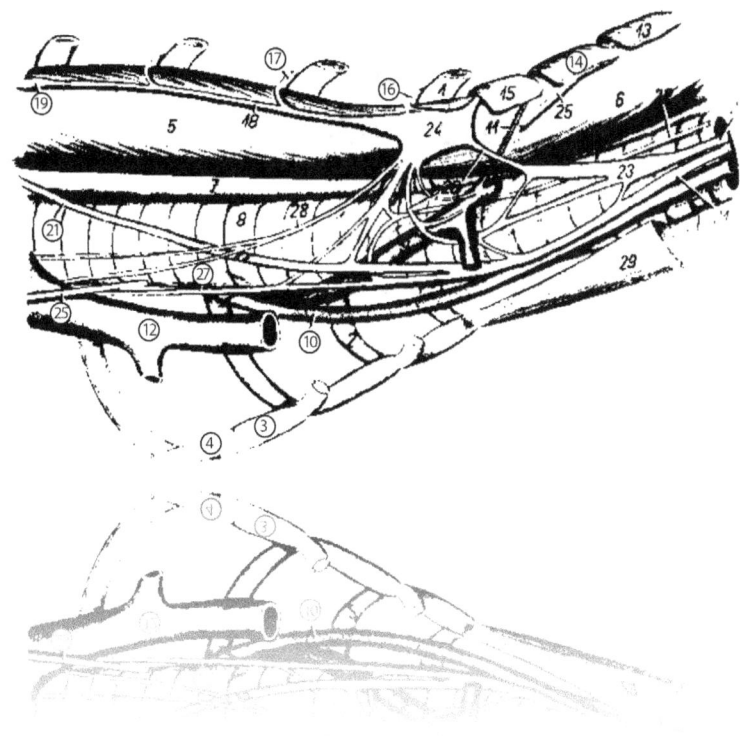

1 – I.Rippe (rechte) – **194298746581**

2 – II. linker Rippenknorpel – **519791518794**

3 – Brustbein – **689713519814**

4 – IV. Rippenknorpel (rechter) – **584691298748**

5 – Brustseite des langen Halsmuskels – **368597589749**

6 – Halsteil des langen Halsmuskels – **894891298798**

7 – Speiseröhre – **639741298741**

© Г. П. Грабовой, 2005

8 – Luftröhre – **568791298749**

9 – rechte Schlüsselbeinschlagader – **589781298648**

10 – rechte gemeine Kopfschlagader – **368741898714**

11 – Wirbelschlagader – **547581298648**

12 – kraniale Hohlvene – **361294298748**

13 – VI. Halsnerv – **589741298748**

14 – VII. Halsnerv – **534981298648**

15 – VIII. Halsnerv – **374981298649**

16 – I. Brustnerv – **531291298649**

17 – II. Brustnerv – **519681219748**

18 – Brustseite des Grenzstrangs – **568531298748**

19 – IV. Brustganglion – **381298749271**

20 – Halsteil des Grenzstrangs – **368581298749**

21 – herumschweifender Nerv – **534891218749**

22 – rückläufiger Nerv – **368748319741**

23 – mittlerer Halsganglion – **361298549781**

24 – sternförmiger Ganglion – **301294298641**

25 – Zwerchfellnerv – **364581378369**

26 – subclaviculäre Schlinge – **369841298748**

27 – Herzast des herumschweifenden Nervs – **316891519648**

28 – sympathischer Herzast – **894891219648**

29 – Sterno-Zungenbein-Zungen-Muskel – **168064198781**

Sterno-Schilddrüsenmuskel – **648791219718**

Abb. 44 Muskeln, Nerven und Gefäße der hinteren Beckenwand der Katze

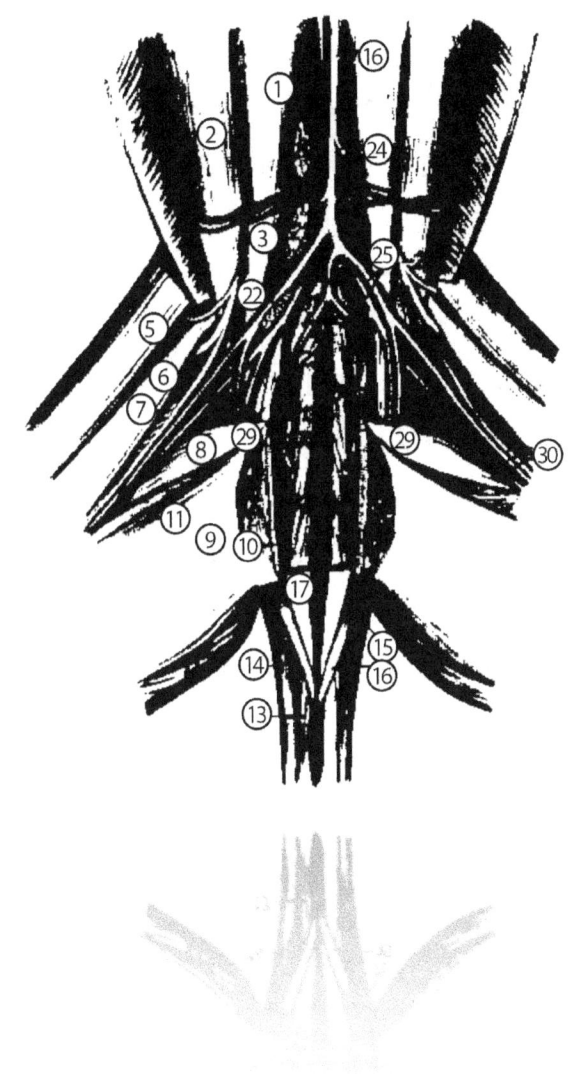

1 – innerer schräger Bauchmuskel – **385749285647**

2 – großer Lendenmuskel – **581294298741**

3 – kleiner Lendenmuskel – **368748298741**

4 – medialer Beckenmuskel – **371294298748**

5 – kranialer Bauch des Schneidermuskels –**531291298641**

6 – kaudaler Bauch des Schneidermuskels –**368748298749**

7 – medialer Breitmuskel – **371218519714**

8 – kammartiger Muskel – **538741298749**

9 – Schlankmuskel – **368571298781**

10 – Beckensymphyse – **089501298641**

11 – Adduktor – **319061298741**

12 – Plattsehnenmuskel – **019851269741**

13 – kurzer Schwanzsenker – **361298798741**

14 – langer Schwanzsenker – **361291794681**

15 – lateraler Schwanzmuskel – **378549298741**

16 – Schwanzheber– **361298798748**

17 – Rektum-und Schwanzmuskel – **318541219748**

18 – Aorte – **684371289851**

19 – kaudale Hohlvene – **369541298748**

20, 21, 22 – mediale Beckenlymphknoten –**379841298749**

23 – Unterleiblymphknoten – **681298798591**

24 – kaudale Gekröseschlagader – **685371298749**

25 – äußere Beckenarterie – **317891219648**

gemeine Beckenarteire – **368741298748**

26 – Oberschenkelnerv – **310849219601**

27 – innere Beckenarterie – **301294298704**

innere Beckenvene – **306898519648**

28 – Hüftlochnerv – **349871298748**

29 – tiefe Oberschenkelschlagader – **319891298641**

tiefe Oberschenkelvene – **318501219648**

30 – Oberschenkelschlagader – **317549218748**

Oberschenkelvene – **368749298741**

31 – Nabelschlagader – **371218518749**

32 – mittlere Kreuzbeinschlagader – **361218519641**

33 – Ischiasnerv – **549891218749**

Blut – **539061219749**

Lymphsystem – 581316319871

Lymphe – 518364549741

Lymphgefäße – 316581219749

Lymphknoten – 689751219841

Inkretdrüsen – 368741219851

Hirnanhang – 309549268748

Epiphyse – 364804298541

Schilddrüse – 861489791859

Nebenschilddrüse – 384748589741

Pankreas – 301294298748

Nebennieren – 378561298749

Orchis – 386581298749

Ovariale – 785648218749

Abb. 45 Organe der Beckenhöhle des Katers

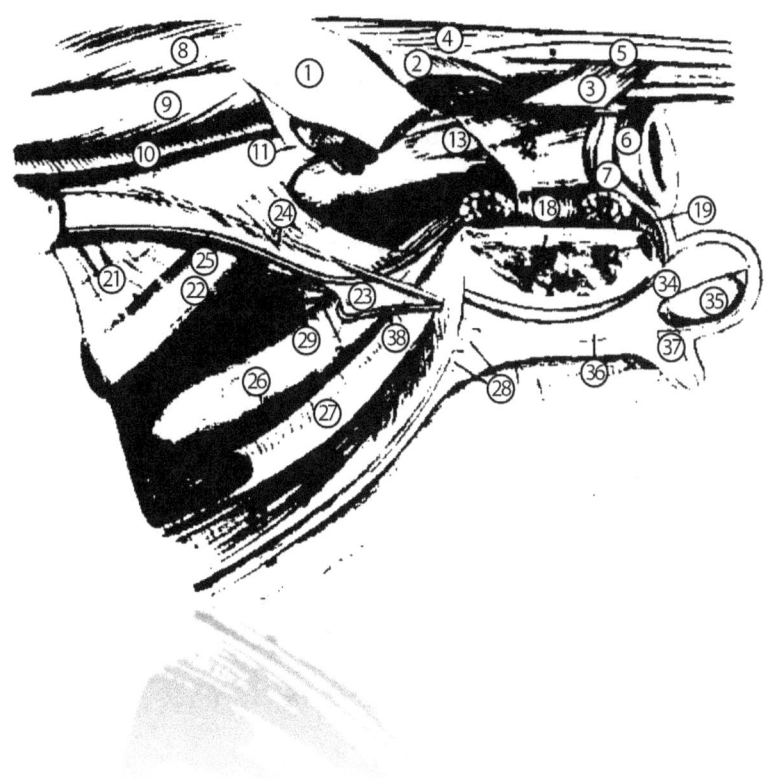

1 – Darmbeinschaufel – **531298749281**

2 – oberflächlicher Gesäßmuskel – **364514218741**

3 – Schwanzmuskel – **584581298741**

4 – langer Schwanzheber – **681294298741**

5 – intransversaler Schwanzmuskel – **316498519781**

6 – äußerer Anusschließmuskel – **589781298641**

7 – Penisrückzieher – **368541298748**

8 – längster Lendenmuskel – **368741298748**

9 – Beckenrippenmuskel – **314851219648**

10 – innerer schräger Bauchmuskel – **385749285647**

11 – Leistenband – **361294589741**

12 – Becken-Lendenmuskel – **581294781371**

13 – Rektum-und Schwanzmuskel – **318541219748**

14 – Ampullenteil des Mastdarms – **384501294648**

15 – Kante des Peritoneums – **368748548741**

16 – Vorsteherdrüse – **016478598741**

17 – Zwiebeldrüse – **317581218748**

18 – urogenitaler Muskel – **361204068549**

19 – zwiebelförmiger Schwammmuskel – **755891298741**

20 – höhlenartiger Ischiasmuskel – **589748319641**

21 – Grimmdarmgekröse – **649571298748**

22 – absteigendes Knie des Grimmdarms – **361219719841**

23 – Außenband der Harnblase – **589061319748**

24 – Hodenschlagader – **306841298741**

Hodenvene – **378548648741**

25 – linker Harnleiter – **496891298741**

26 – Harnblase – **316898517291**

27 – Nabelblasenband – **374841298648**

28 – Hodenlymphknoten – **718541218749**

29 – rechter Harnleiter – **496891298741**

30 – Beckensymphyse – **089501298641**

31 – Adduktor – **319061298741**

Schlankmuskel – **368571298781**

32 – rechter gerader Bauchmuskel – **378571298741**

33 – linker gerader Bauchmuskel – **378571298741**

34 – linker Kremastermuskel – **538781298749**

35 – Orchis – **386581298749**

36 – Vaginalhülle und Samenfaszie – **319601219874**

37 – Peniskörper – **758751219748**

38 – linker Samenleiter – **479064819317**

39 – rechter Samenleiter – **479064819317**

Abb. 46 Organe der Beckenhöhle der Katze – 538749589747

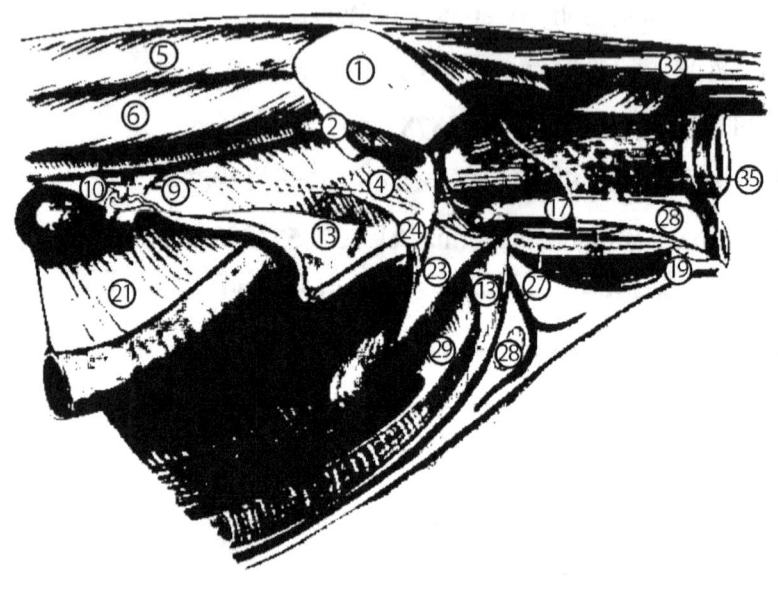

1 – Darmbeinschaufel – **531298749281**

2 – Leistenbogen – 684391519748

3 – Becken-Lendenmuskel – **581294781371**

4 – äußere Hüftschlagader – **317891219648**

äußere Hüftvene – **489064719678**

5 – längster Lendenmuskel – **368741298748**

6 – Beckenrippenmuskel – **314851219648**

7 – innerer schräger Bauchmuskel – **385749285647**

8 – linker Ovarial – **689741518748**

9 – Ovarialband – **891519719741**

10 – Ovarialgekröse – **501294508648**

11 – Eileiter – **648741298749**

12 – breites Uterusband – **501298609841**

13 – rundes Uterusband – **589741219784**

14 – linkes Uterushorn – **518517219649**

15 – rechtes Uterushorn – **584361298748**

16 – Uteruskörper – **508561298748**

17 – Vagina – **609504298741**

18 – Scheidenvorhof – **309781298748**

19 – Klitoris – **918064518719**

20 – linke Niere – **601298749271**

21 – Grimmdarmgekröse – **649571298748**

22 – absteigendes Knie des Grimmdarms – **361219719841**

23 – Außenband der Harnblase – **589061319748**

24 – Nabelschlagader – **371218518749**

25 – Harnblase – **316898517291**

26 – Harnröhre – **891541298741**

27 – äußere Schamschlagader – **501298319648**

äußere Schamvene – **585891298641**

28 – oberflächliche Leistenlymphknoten – **364861298748**

29 – Nabelblasenband – **374841298648**

30 – langer Schwanzheber – **681294298741**

31 – oberflächlicher Gesäßmuskel – **364514218741**

32 – intransversaler Schwanzmuskel – **316498519781**

33 – Schwanzmuskel – **584581298741**

34 – Anusheber – **367581298748**

35 – äußerer Anusschließmuskel – **589781298641**

36 – Rektum-und Schwanzmuskel – **318541219748**

37 – Kante des Peritoneums – **368748548741**

38 – Ampullenteil des Mastdarms – **384501294648**

39 – kranialer Teil des äußeren Anusschließmuskel – **581294691784**

40 – rechter gerader Bauchmuskel – **378571298741**

41 – linker gerader Bauchmuskel – **378571298741**

C. Vertreter der Familie der Katzenartigen
Abb. 1 – Statur des Katzenkörpers:

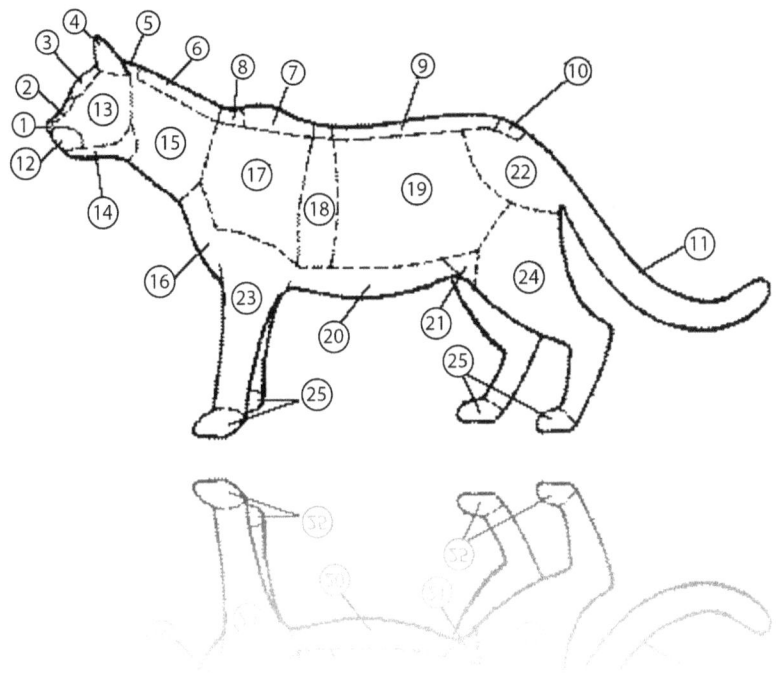

1 – Nasenlappen – **581298798741**

2 – Nase – **648541298749**

3 – Stirn – **368781298741**

4 – Ohr – **369781298748**

5 – parietaler Teil des Kopfes – **489064719219**

6 – Hals – **371514298748**

7 – Widerrist – **369841298749**

8 – Nacken – **301294298741**

9 – Kamm – **509642859749**

10 – Schwanzwurzel – **318561219748**

11 – Schwanz – **361294781297**

12 – Oberkiefer – **385749789718**

Oberlippe – **619751298741**

13 – Wangen – **368541298741**

14 – Kinn – **316894598741**

Unterkiefer – **648541219781**

15 – Halsseite – **301218519648**

16 – Brust – **719891297549**

17 – Schulter – **601294594741**

18 – Brustseite – **609541298749**

19 – Seiten – **310601298741**

20 – Bauch – **469851298741**

21 – Leistenregion – **307581298648**

22 – Krupp – **194698589749**

23 – Vorderbeine – **361089589749**

24 – Hinterbeine – **506891219748**

25 – Pfoten – **694891519748**

LÖWE – 518641219748

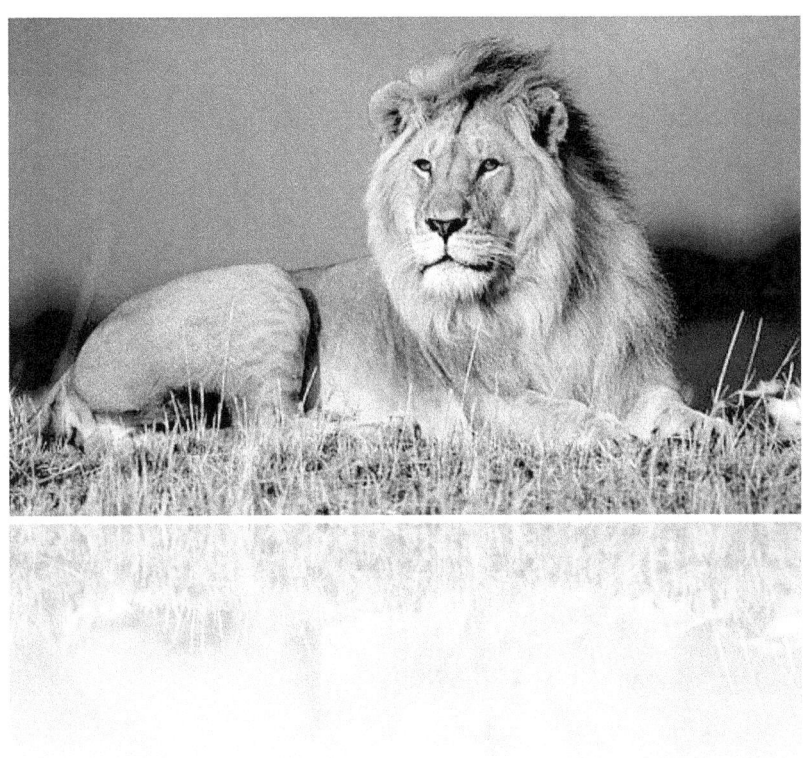

1 – Nasenlappen – **128541219648**

2 – Nase – **538648989781**

3 – Stirn – **549641219748**

4 – Ohr – **501604219781**

5 – Kopf – **368591298741**

6 – Hals – **371298549891**

7 – Widerrist – **306891298749**

8 – Rückgrat – **316049298741**

9 – Schwanz – **548741298741**

10 – Oberkiefer – **360501298649**

11 – Oberlippe – **318541298749**

12 – Wangen – **368781298741**

13 – Kinn – **318749298748**

14 – Unterkiefer – **641248218749**

15 – Brust – **501894298781**

16 – Schulter – **649781298641**

17 – Seite – **316498598741**

18 – Bauch – **317801219749**

19 – Vorderbeine – **361891219749**

20 – Hinterbeine – **368541298748**

21 – Pfoten – **301219749891**

Systeme der inneren Organe des Löwen:

– Nervensystem – **519581298741**

– Haut – **518741298748**

– Sehorgan – **681297519641**

– Gleichgewichts-Hörorgan – **581294298741**

– Geruchsorgan – **581298698748**

– Geschmacksorgan – **368541298748**

– Verdauungssystem – **368541298741**

– Atemsystem – **364581298781**

– Blutkreislauf – **301298749541**

– blutbildendes System – **539641218781**

– Harnwege – **581361898741**

– Geschlechtssystem der Männchen – **368581298749**

– Geschlechtssystem der Weibchen– **361298589741**

– Inkretdrüsen – **319581316549**

TIGER –317581219649

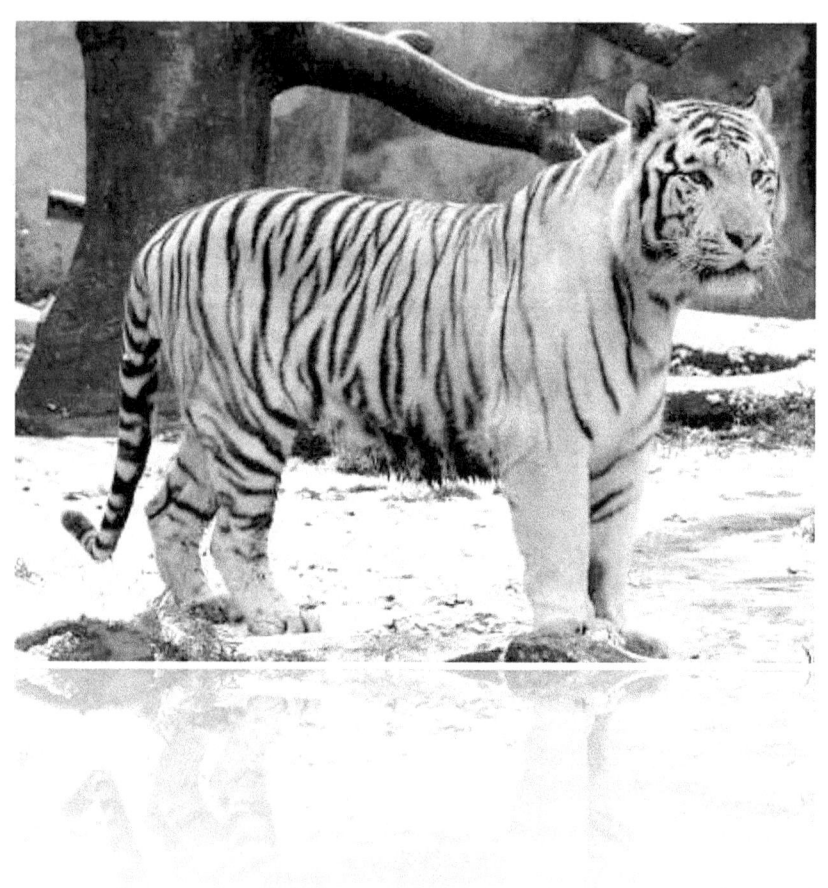

Nasenlappen – **318581298749**

2 – Nase – **369581298749**

3 – Stirn – **364381298749**

4 – Ohr – **301294589741**

5 – Kopf – **306849209781**

6 – Hals – **304891298748**

7 – Widerrist – **315361219748**

8 – Rückgrat – **364891298748**

9 – Schwanz – **301291648518**

10 – Oberkiefer – **498791298748**

11 – Oberlippe – **306381298741**

12 – Wangen – **495748298648**

13 – Kinn – **301294519641**

14 – Unterkiefer – **308581298741**

15 – Brust – **648581298741**

16 – Schulter – **601298589781**

17 – Seite – **064981298781**

18 – Bauch – **309749298781**

19 – Vorderbeine – **509601298781**

20 – Hinterbeine – **306841218741**

21 – Pfoten – **831294364871**

Systeme der inneren Organe des Tigers:

– Nervensystem – **531891298641**

– Haut – **306894209704**

– Sehorgan – **304851298741**

– Gleichgewichts-Hörorgan – **538061298749**

– Geruchsorgan – **315891298749**

– Geschmacksorgan – **309851298649**

© Г. П. Грабовой, 2005

– Verdauungssystem – **306504209608**

– Atemsystem – **351278749851**

– Blutkreislauf – **857364298784**

– blutbildendes System – **509601298749**

– Harnwege – **568501298741**

– Geschlechtssystem der Männchen – **301298748741**

– Geschlechtssystem der Weibchen – **501298741271**

– Inkretdrüsen – **368749581274**

LEOPARD – 506584219749

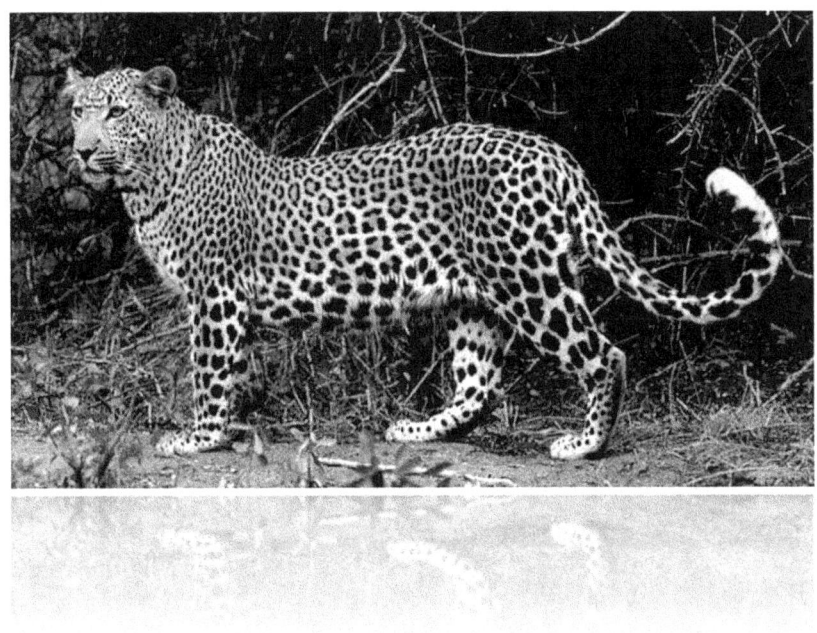

1 – Nasenlappen – **508531298641**

2 – Nase – **497541298746**

3 – Stirn – **538781298738**

4 – Ohr – **649781298741**

5 – Kopf – **539681298741**

6 – Hals – **368751539741**

7 – Widerrist – **319891218741**

8 – Rückgrat – **536174298781**

9 – Schwanz – **318751298741**

10 – Oberkiefer – **368781298361**

11 – Oberlippe – **315749589641**

12 – Wangen – **310854298718**

13 – Kinn – **364801298741**

14 – Unterkiefer – **358742834891**

15 – Brust – **858681219679**

16 – Schulter – **498751298714**

17 – Seite – **315891398741**

18 – Bauch – **348574298781**

19 – Vorderbeine – **142681298749**

20 – Hinterbeine – **649751219742**

21 – Pfoten – **364891298741**

Systeme der inneren Organe des Leoparden:

– Nervensystem – **145681298741**

– Haut – **389581298748**

– Sehorgan – **315742128741**

– Gleichgewichts-Hörorgan – **542741298749**

– Geruchsorgan – **396548549741**

– Geschmacksorgan – **368581298749**

– Verdauungssystem – **361249278581**

– Atemsystem – **319871298749**

– Blutkreislauf – **581208749641**

– blutbildendes System – **501294368749**

– Harnwege – **561298749741**

– Geschlechtssystem der Männchen – **319581298564**

– Geschlechtssystem der Weibchen – **368064298371**

– Inkretdrüsen – **349851298741**

JAGUAR – 016581219749

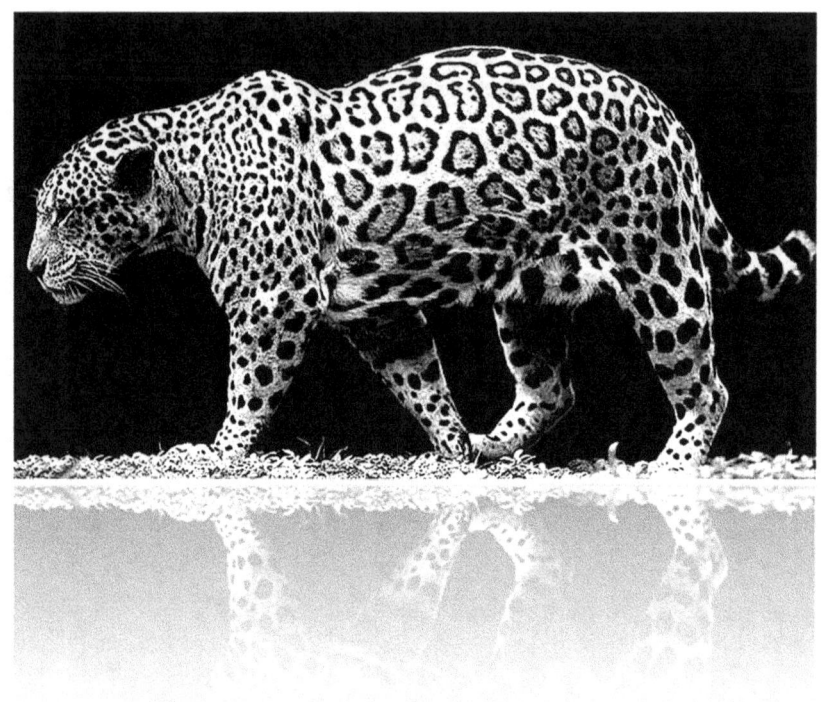

1 – Nasenlappen – **368571298749**

2 – Nase – **312851219641**

3 – Stirn – **364581218571**

4 – Ohr – **398731298749**

5 – Kopf – **515648589741**

6 – Hals – **361214218745**

7 – Widerrist – **385781218741**

8 – Rückgrat – **364891298749**

9 – Schwanz – **519781291589**

10 – Oberkiefer – **314561219891**

11 – Oberlippe – **364891298781**

12 – Wangen – **658361298741**

13 – Kinn – **319754219741**

14 – Unterkiefer – **361854298781**

15 – Brust – **489781298641**

16 – Schulter – **641219719841**

17 – Seite – **198751298361**

18 – Bauch– **360504298741**

19 – Vorderbeine – **501704898641**

20 – Hinterbeine – **685741298712**

21 – Pfoten – **316854219781**

Systeme der inneren Organe des Jaguars:

– Nervensystem – **512601298741**

– Haut – **319517218741**

– Sehorgan – **368781298751**

– Gleichgewichts-Hörorgan – **581298618741**

– Geruchsorgan – **531291298741**

– Geschmacksorgan – **316894519741**

– Verdauungssystem – **501298369741**

– Atemsystem – **361219719891**

– Blutkreislauf – **585741298748**

– blutbildendes System – **501298701248**

– Harnwege – **561294298718**

– Geschlechtssystem der Männchen – **358741298741**

– Geschlechtssystem der Weibchen – **501298741648**

– Inkretdrüsen – **751294298718**

GEPARD – 016584298741

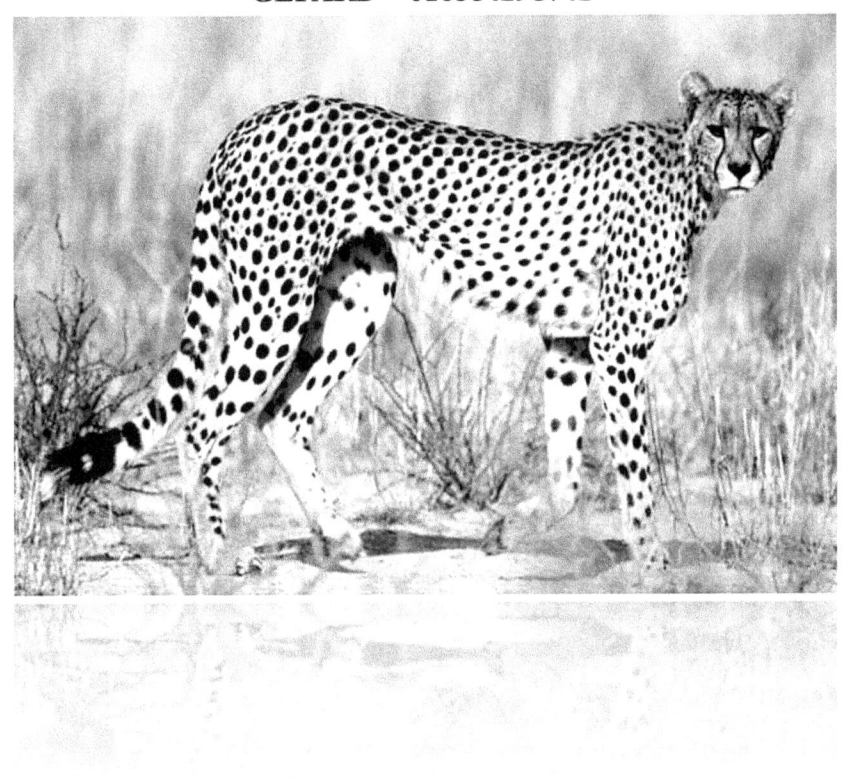

1 – Nasenlappen – **584291398648**

2 – Nase – **581297589748**

3 – Stirn – **531294691851**

4 – Ohr – **687549297581**

5 – Kopf – **398741298581**

6 – Hals – **364748518741**

7 – Widerrist – **149851298741**

8 – Rückgrat – **564891298781**

9 – Schwanz – **649731219841**

10 – Oberkiefer – **316891519741**

11 – Unterlippe – **389701298641**

12 – Wangen – **581361219741**

13 – Kinn – **368781298781**

14 – Unterkiefer – **589371298361**

15 – Brust – **489581298641**

16 – Schulter – **301219619741**

17 – Seite – **016581219648**

18 – Bauch – **368741298781**

19 – Vorderbeine – **316891298794**

20 – Hinterbeine – **568971298794**

21 – Pfoten – **518361298748**

Systeme der inneren Organe des Gepards:

– Nervensystem – **516498798781**

– Haut – **649751298781**

– Sehorgan – **381364818574**

– Gleichgewichts-Hörorgan – **578361378581**

– Geruchsorgan – **731534898741**

– Geschmacksorgan – **364891589361**

– Verdauungssystem – **368571578378**

– Atemsystem – **301298798641**

– Blutkreislauf – **378561298748**

– blutbildendes System – **501294298748**

– Harnwege – **564891398741**

– Geschlechtssystem der Männchen – **306501298791**

– Geschlechtssystem der Weibchen – **894691298784**

– Inkretdrüsen – **601298798741**

IRBIS (SCHNEELEOPARD) – 518314219617

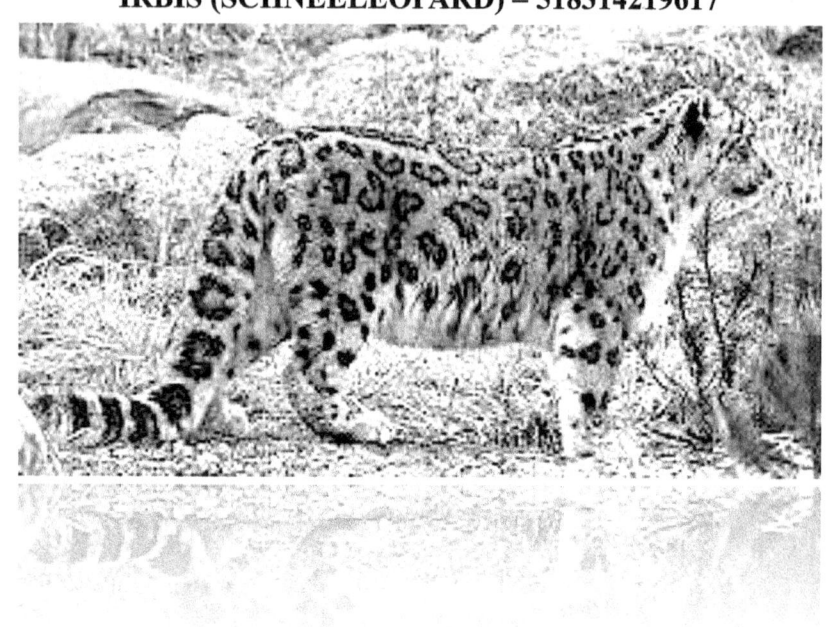

Nasenlappen – **524371218016**

2 – Nase – **584361298749**

3 – Stirn – **538678498719**

4 – Ohr – **649781298701**

5 – Kopf – **508642129748**

6 – Hals – **467521298781**

7 – Widerrist – **531298748641**

8 – Rückgrat – **531291298741**

9 – Schwanz – **504601298781**

10 – Oberkiefer – **509621298781**

11 – Unterlippe – **319649218781**

12 – Wangen – **364291789741**

13 – Kinn – **308591298647**

14 – Unterkiefer – **898394298701**

15 – Brust – **508492169781**

16 – Schulter – **698591298781**

17 – Seite – **019596698781**

18 – Bauch – **319891219874**

19 – Vorderbeine – **378591298671**

20 – Hinterbeine – **368501298781**

21 – Pfoten – **301298748581**

Systeme der inneren Organe des Irbisses:

– Nervensystem – **368198589781**

– Haut – **301291649065**

– Sehorgan – **391098598784**

– Gleichgewichts-Hörorgan – **649548598741**

– Geruchsorgan – **019651219748**

– Geschmacksorgan – **398741298781**

– Verdauungssystem – **304504298604**

– Atemsystem – **017548217981**

– Blutkreislauf – **306891298748**

– blutbildendes System – **016549217278**

– Harnwege – **019749298749**

– Geschlechtssystem der Männchen – **513894219748**
– Geschlechtssystem der Weibchen – **016898598749**
– Inkretdrüsen – **301298509647**

KARAKAL (WÜSTENLUCHS) – 539064298514

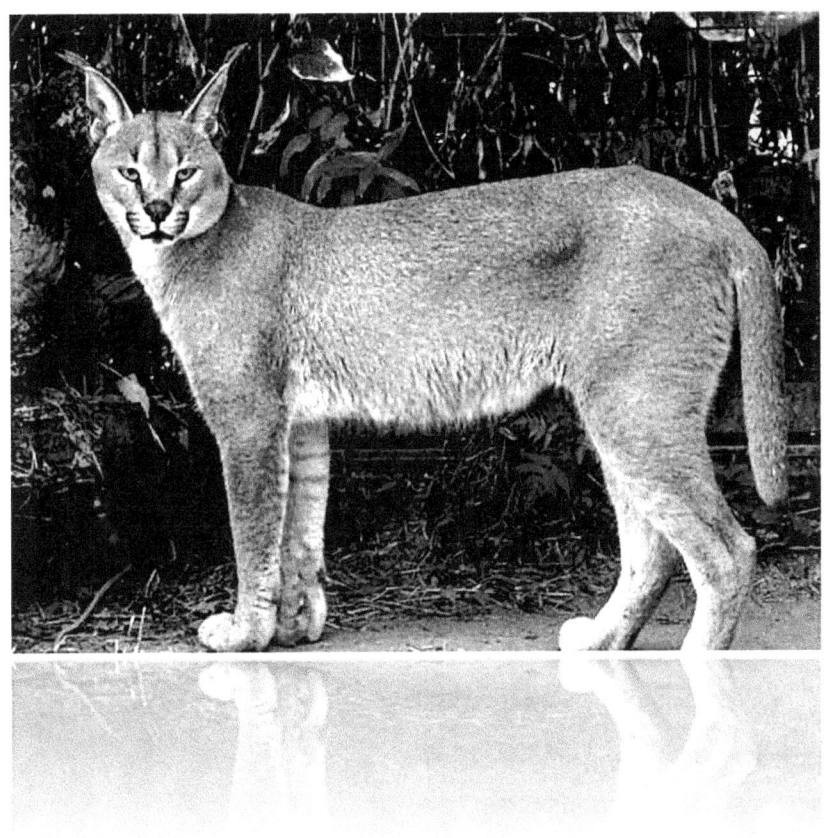

1 – Nasenlappen – **129749298781**

2 – Nase – **489785498741**

3 – Stirn – **218591219647**

4 – Ohr – **898749298741**

5 – Kopf – **501294268748**

6 – Hals – **309891298749**

7 – Widerrist – **509687298748**

8 – Rückgrat – **306194209784**

9 – Schwanz – **019899169781**

10 – Oberkiefer – **304519789741**

11 – Unterlippe – **319061219897**

12 – Wangen – **309897209649**

13 – Kinn – **304501219718**

14 – Unterkiefer – **604891219897**

15 – Brust – **509601219848**

16 – Schulter – **304168209897**

17 – Seite – **098581298749**

18 – Bauch – **198721298748**

19 – Vorderbeine – **301218519601**

20 – Hinterbeine – **304898519678**

21 – Pfoten – **301989598741**

Systeme der inneren Organe des Karakals:

– Nervensystem – **518648509748**

– Haut – **319859219781**

– Sehorgan – **397581298748**

– Gleichgewichts-Hörorgan – **501208298748**

– Geruchsorgan – **301298278648**

– Geschmacksorgan – **314216898741**

– Verdauungssystem – **064898519891**

– Atemsystem – **309849201647**

– Blutkreislauf – **094891294789**

– blutbildendes System – **506894209741**

– Harnwege – **509016319848**

– Geschlechtssystem der Männchen – **306848519749**

– Geschlechtssystem der Weibchen – **301219219714**

– Inkretdrüsen – **301294298781**

WALDKATZE – 538749298741

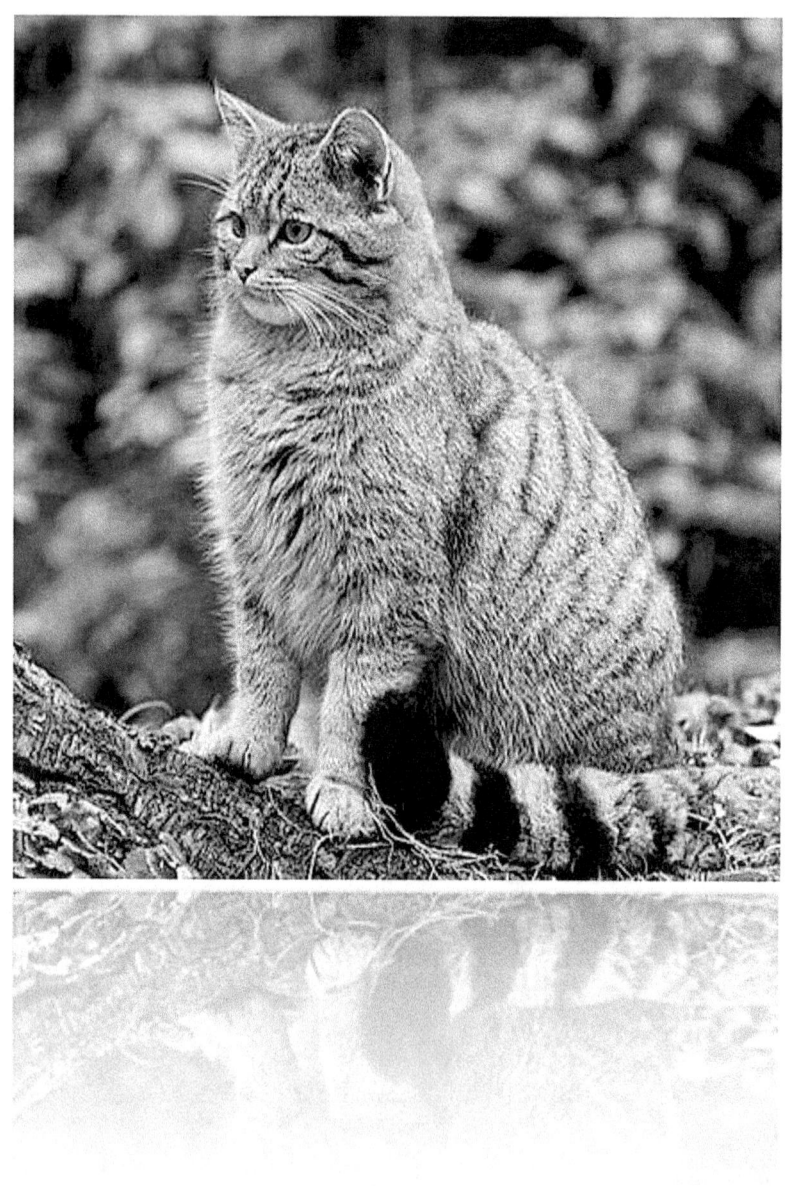

1 – Nasenlappen – **198371298648**

2 – Nase – **512631298497**

3 – Stirn – **318581218741**

4 – Ohr – **364018598749**

5 – Kopf – **849506198781**

6 – Hals – **304549298785**

7 – Widerrist – **306198596497**

8 – Rückgrat – **501294298749**

9 – Schwanz – **361294298748**

10 – Oberkiefer – **548742218749**

11 – Oberlippe – **184741298648**

12 – Wangen – **360897219851**

13 – Kinn – **301249278471**

14 – Unterkiefer – **361218378478**

15 – Brust– **589741298581**

16 – Schulter – **684371294361**

17 – Seite – **197581298747**

18 – Bauch – **139897219871**

19 – Vorderbeine – **301294268749**

20 – Hinterbeine – **301608598748**

21 – Pfoten – **197581298647**

Systeme der inneren Organe der Waldkatze:

– Nervensystem – **194891298647**

– Haut – **368541298748**

– Sehorgan – **318581397549**

– Gleichgewichts-Hörorgan – **587584649781**

– Geruchsorgan – **301298498781**

– Geschmacksorgan – **468751218748**

– Verdauungssystem – **512604219784**

– Atemsystem – **309891298678**

– Blutkreislauf – **016549219781**

– blutbildendes System – **361294298781**

– Harnwege – **509741209898**

– Geschlechtssystem der Männchen – **304871219748**

– Geschlechtssystem der Weibchen – **306855719368**

– Inkretdrüsen – **348571289741**

FISCHKATZE – 513894298748

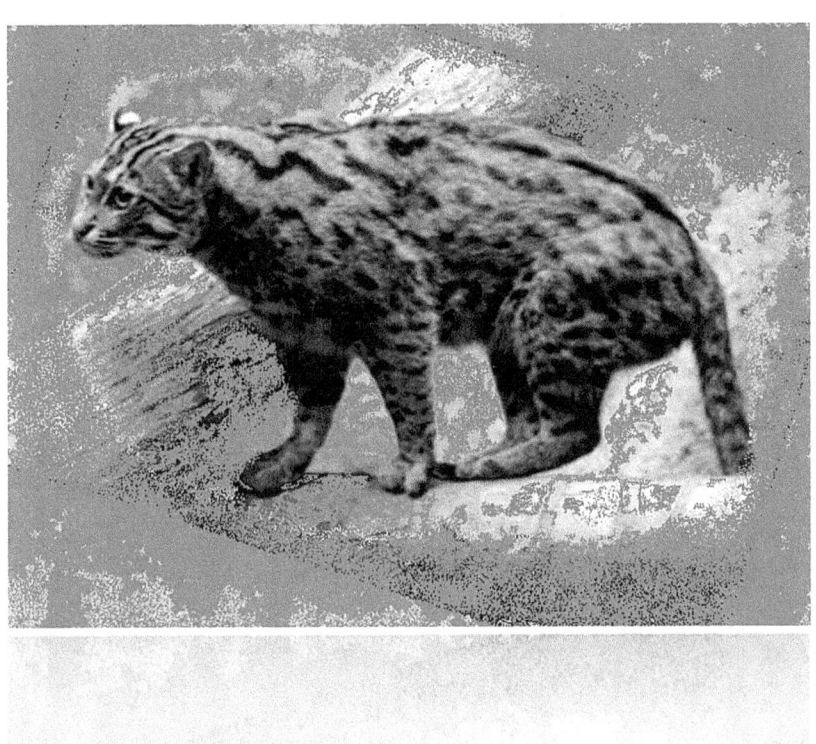

1 – Nasenlappen – **308584298748**

2 – Nase – **197521298749**

3 – Stirn – **306128598747**

4 – Ohr – **649891219748**

5 – Kopf – **306101289581**

6 – Hals – **304198509848**

7 – Widerrist – **109849598748**

8 – Rückgrat – **301641219871**

9 – Schwanz – **509749208746**

10 – Oberkiefer – **301601298741**

11 – Oberlippe – **304891219748**

12 – Wangen – **368749598741**

13 – Kinn – **308501218498**

14 – Unterkiefer – **531894298781**

15 – Brust – **306584219847**

16 – Schulter – **194281219781**

17 – Seite – **378541298648**

18 – Bauch – **348571298581**

19 – Vorderbeine – **301604298749**

20 – Hinterbeine – **304891298741**

21 – Pfoten – **598781564291**

Systeme der inneren Organe der Fischkatze:

– Nervensystem – **581294297581**

– Haut – **367584297478**

– Sehorgan – **349781298581**

– Gleichgewichts-Hörorgan – **519648794361**

– Geruchsorgan – **341217498781**

– Geschmacksorgan – **368574294741**

– Verdauungssystem – **318574218748**

– Atemsystem – **349785368719**

– Blutkreislauf – **547581219741**

– blutbildendes System – **519781298641**

– Harnwege – **541278598731**

– Geschlechtssystem der Männchen – **314851219647**

– Geschlechtssystem der Weibchen – **309851298641**

– Inkretdrüsen – **348574298781**

FELDKATZE – 316548598748

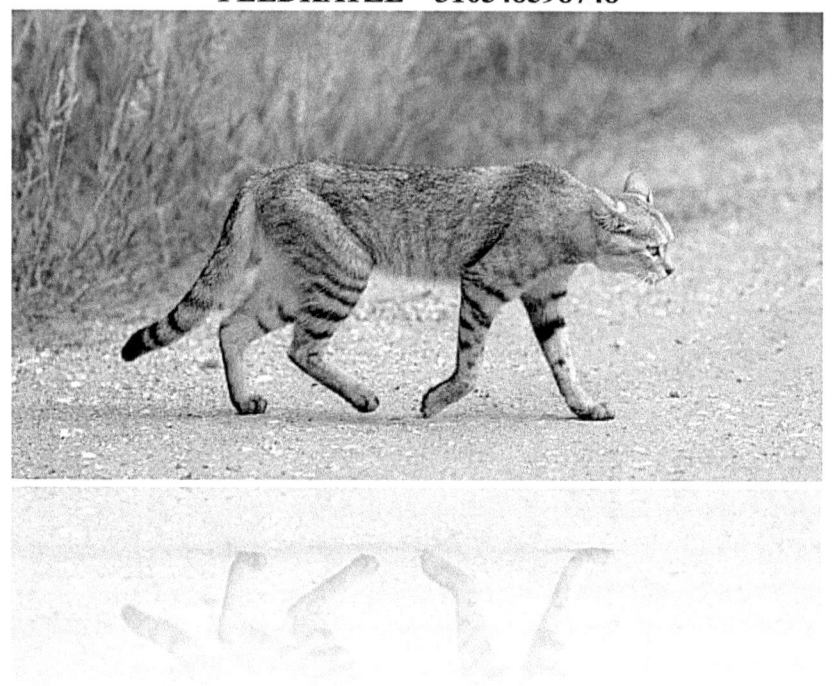

1 – Nasenlappen – **371294389781**

2 – Nase – **316851219749**

3 – Stirn – **174017519681**

4 – Ohr – **348749519781**

5 – Kopf – **341516218748**

6 – Hals – **395781298747**

7 – Widerrist – **148751219741**

8 – Rückgrat – **548721298741**

9 – Schwanz – **104861298741**

10 – Oberkiefer – **368531298581**

11 – Oberlippe – **123185749786**

12 – Wangen – **314587398681**

13 – Kinn – **381294368748**

14 – Unterkiefer – **149587369871**

15 – Brust – **146471298734**

16 – Schulter – **123164219781**

17 – Seite – **397185368571**

18 – Bauch – **187398794647**

19 – Vorderbeine – **368148108149**

20 – Hinterbeine – **519361298788**

21 – Pfoten – **127514218788**

Systeme der inneren Organe der Feldkatze:

– Nervensystem – **518516718749**

– Haut – **319781219848**

– Sehorgan – **549891219789**

– Gleichgewichts-Hörorgan – **508541298641**

– Geruchsorgan – **389571298748**

– Geschmacksorgan – **368541298751**

– Verdauungssystem – **301498797564**

– Atemsystem – **371284298749**

– Blutkreislauf – **306198506581**

– blutbildendes System – **349581298741**

– Harnwege – **598781298648**

– Geschlechtssystem der Männchen – **193894298781**

– Geschlechtssystem der Weibchen – **301298748714**

– Inkretdrüsen – **548741219848**

SCHWARZFUßKATZE – 581294293748

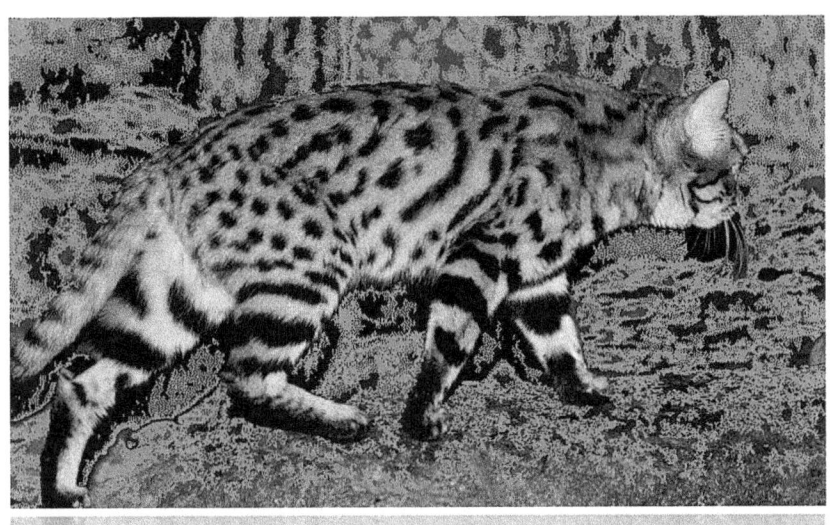

1 – Nasenlappen – **194781298641**

2 – Nase – **584291319894**

3 – Stirn – **185781219648**

4 – Ohr – **512314989748**

5 – Kopf – **318641219749**

6 – Hals – **364851219749**

7 – Widerrist – **318758316641**

8 – Rückgrat – **518713219784**

9 – Schwanz – **519781219648**

10 – Oberkiefer – **316518319741**

11 – Oberlippe – **318574218641**

12 – Wangen – **608071218747**

13 – Kinn – **019851219641**

14 – Unterkiefer – **364081988174**

15 – Brust – **361294784781**

16 – Schulter – **301219369848**

17 – Seite – **149851219714**

18 – Bauch – **178371217218**

19 – Vorderbeine – **312184218581**

20 – Hinterbeine – **368541298741**

21 – Pfoten – **582364298718**

Systeme der inneren Organe der Schwarzfußkatze:

– Nervensystem – **318531218741**

– Haut – **394891294898**

– Sehorgan – **019851219648**

– Gleichgewichts-Hörorgan – **361297519898**

– Geruchsorgan – **318594218741**

– Geschmacksorgan – **104891204978**

– Geschmacksorgan – **604501298741**

– Atemsystem – **789581298648**

– Blutkreislauf – **504891294648**

– blutbildendes System – **508364298781**

– Harnwege – **549641298741**

– Geschlechtssystem der Männchen – **308581298648**

– Geschlechtssystem der Weibchen – **301204604891**

– Inkretdrüsen – **198749298741**

KUGUAR (PUMA, BERGLÖWE) – 398647291361

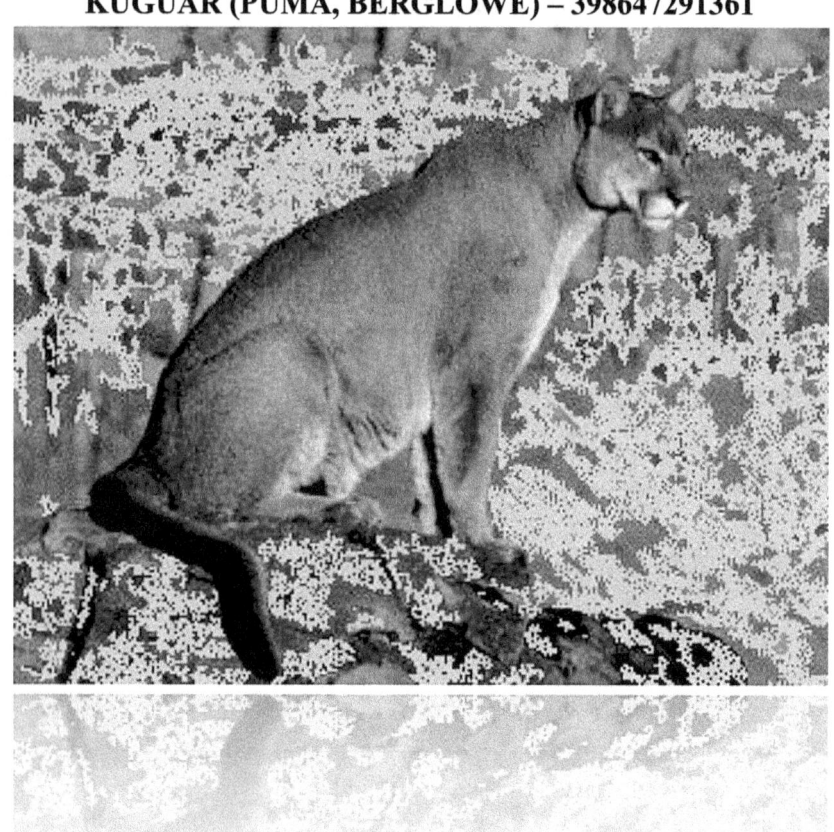

1 – Nasenlappen – **316498519741**

2 – Nase – **124291298741**

3 – Stirn – **549871298671**

4 – Ohr – **368741298748**

5 – Kopf – **581298748981**

6 – Hals – **384291748298**

7 – Widerrist – **178541298741**

8 – Rückgrat – **364891298741**

9 – Schwanz – **509781298641**

10 – Oberkiefer – **589741298748**

11 – Oberlippe – **304891298748**

12 – Wangen – **120649298741**

13 – Kinn – **381294589741**

14 – Unterkiefer – **509751298971**

15 – Brust – **849741298648**

16 – Schulter – **619751219891**

17 – Seite – **108591608741**

18 – Bauch – **164201298741**

19 – Vorderbeine – **016549219781**

20 – Hinterbeine – **501649298748**

21 – Pfoten – **501749298748**

Systeme der inneren Organe des Kuguars:

– Nervensystem – **564891294718**

– Haut – **069849509741**

– Sehorgan – **304898598741**

– Gleichgewichts-Hörorgan – **509601298748**

– Geruchsorgan – **319604219708**

– Geschmacksorgan – **369574298748**

– Verdauungssystem – **549641298748**

– Atemsystem – **501298498741**

– Blutkreislauf – **549781298749**

– blutbildendes System – **589746539681**

– Harnwege – **314091298741**

– Geschlechtssystem der Männchen – **308591298641**

– Geschlechtssystem der Weibchen – **549061249871**

– Inkretdrüsen – **498471298781**

RAUCHFARBENER LEOPARD – 589389016971

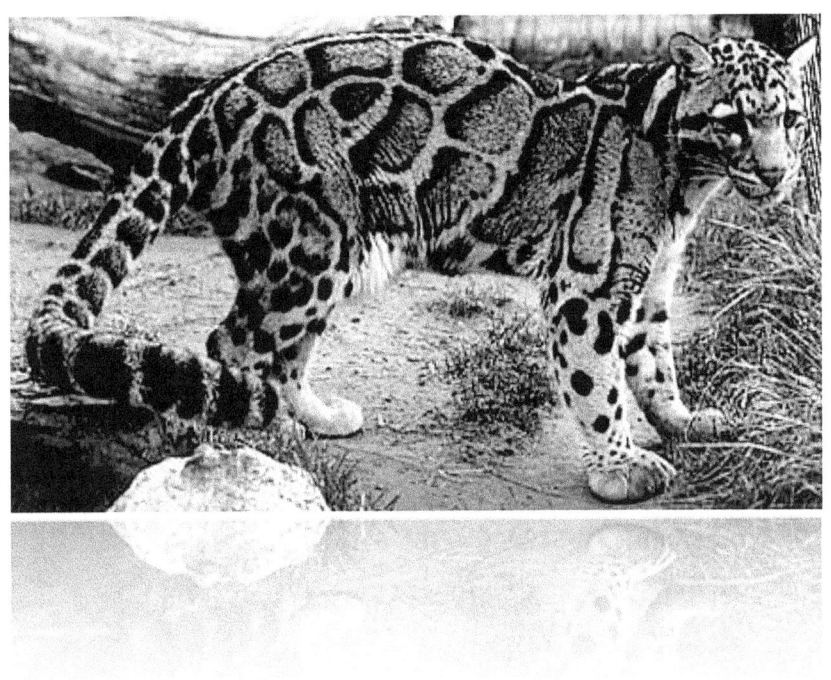

1 – Nasenlappen – **368541298748**

2 – Nase – **198748598747**

3 – Stirn – **195781298741**

4 – Ohr – **319851518741**

5 – Kopf – **516318719514**

6 – Hals – **368748519741**

7 – Widerrist – **316548749741**

8 – Rückgrat – **628319749781**

9 – Schwanz – **548710319891**

10 – Oberkiefer – **314751518748**

11 – Oberlippe – **683194519748**

12 – Wangen – **306124897586**

13 – Kinn – **364061219781**

14 – Unterkiefer – **308501208604**

15 – Brust– **148741218748**

16 – Schulter – **601204704894**

17 – Seite – **198781219641**

18 – Bauch – **306504209781**

19 – Vorderbeine – **081294608781**

20 – Hinterbeine – **749561219891**

21 – Pfoten – **301294719687**

Systeme der inneren Organe des rauchfarbenden Leoparden:

– Nervensystem – **539681298714**

– Haut – **197548589747**

– Sehorgan – **397548519641**

– Gleichgewichts-Hörorgan – **316589789747**

– Geruchsorgan – **394898549681**

– Geschmacksorgan – **378581298648**

– Verdauungssystem – **749851219748**

– Atemsystem – **368741298751**

– Blutkreislauf – **508749298781**

– blutbildendes System – **361214319748**

– Harnwege – **509601298781**

– Geschlechtssystem der Männchen – **318749298731**

– Geschlechtssystem der Weibchen – **509601298731**

– Inkretdrüsen – **309841209749**

MANUL– 517549219781

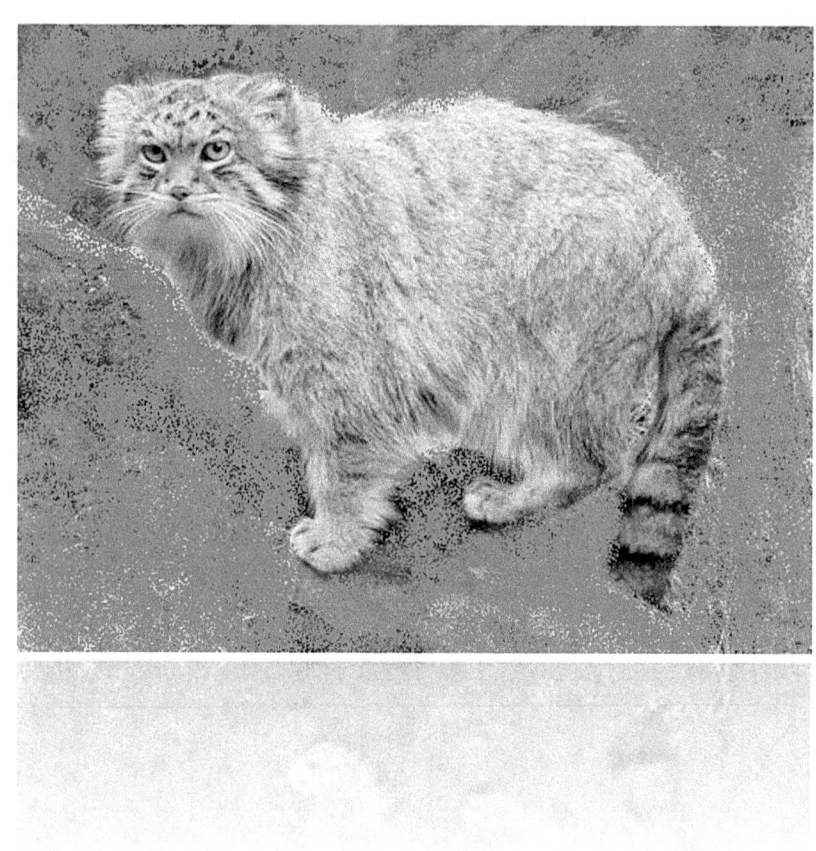

Nasenlappen – **312601219749**

2 – Nase – **374891298748**

3 – Stirn – **518531219641**

4 – Ohr – **319891219718**

5 – Kopf – **368781298741**

6 – Hals – **301274218751**

7 – Widerrist – **364801219858**

8 – Rückgrat – **317541217898**

9 – Schwanz – **364541218749**

10 – Oberkiefer – **368571298749**

11 – Oberlippe – **315851215648**

12 – Wangen – **306501549781**

13 – Kinn – **385364219741**

14 – Unterkiefer – **585748549897**

15 – Brust – **688531789514**

16 – Schulter – **198531298748**

17 – Seite – **381231498749**

18 – Bauch – **394781298741**

19 – Vorderbeine – **509604298748**

20 – Hinterbeine – **608541298741**

21 – Pfoten – **301609519748**

Systeme der inneren Organe des Manuls:

– Nervensystem – **501298748741**

– Haut – **536189598749**

– Sehorgan – **345894478361**

– Gleichgewichts-Hörorgan – **519781298641**

– Geruchsorgan – **301219789648**

– Geschmacksorgan – **384831319648**

– Verdauungssystem – **374851219789**

– Atemsystem – **368741298748**

– Blutkreislauf – **589781298641**

– blutbildendes System – **549531298741**

– Harnwege – **501969789781**

– Geschlechtssystem der Männchen – **304894219781**

– Geschlechtssystem der Weibchen – **385681298749**

– Inkretdrüsen – **017549217498**

ONCILLA (TIGERKATZE) –385741298649

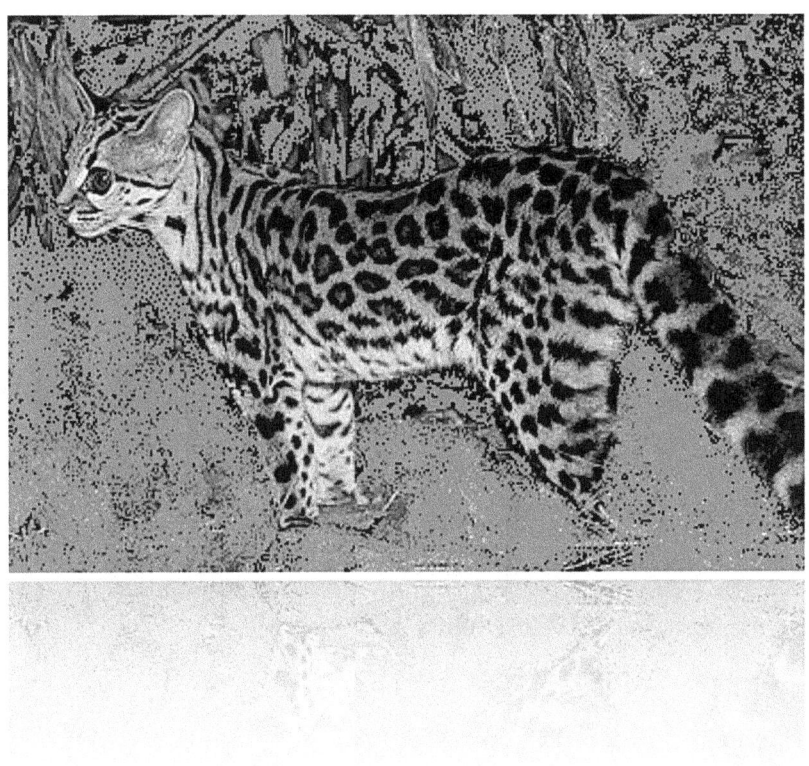

1 – Nasenlappen– **517318519641**

2 – Nase – **498781298641**

3 – Stirn – **534218749741**

4 – Ohr – **368541298748**

5 – Kopf – **368741298531**

6 – Hals – **361381297574**

7 – Widerrist – **314801298507**

8 – Rückgrat – **383141898641**

9 – Schwanz – **361294298788**

10 – Oberkiefer – **349851218748**

11 – Oberlippe – **301294694781**

12 – Wangen – **309564298701**

13 – Kinn – **301851298719**

14 – Unterkiefer – **315648581741**

15 – Brust – **615318598781**

16 – Schulter – **638501298648**

17 – Seite – **319851298741**

18 – Bauch – **314851219781**

19 – Vorderbeine – **368741298318**

20 – Hinterbeine – **381781498641**

21 – Pfoten – **519841219648**

Systeme der inneren Organe des Oncilla:

– Nervensystem – **531681298741**

– Haut – **601298758491**

– Sehorgan – **501298398681**

– Gleichgewichts-Hörorgan – **539681298741**

– Geruchsorgan – **319741298714**

– Geschmacksorgan – **306548789749**

– Verdauungssystem – **641298379748**

– Atemsystem – **319751298648**

– Blutkreislauf – **316081298749**

– blutbildendes System – **501297589641**

– Harnwege – **531298748647**

– Geschlechtssystem der Männchen – **313851498749**

– Geschlechtssystem der Weibchen – **316519719891**

– Inkretdrüsen – **517514519891**

OZELOT –564849298748

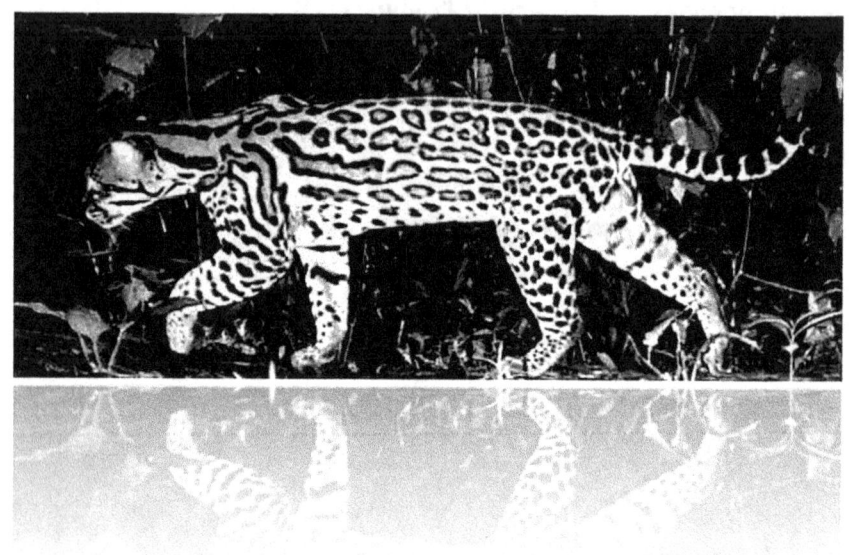

1 – Nasenlappen – **371219898748**

2 – Nase – **316519898748**

3 – Stirn – **368541218741**

4 – Ohr – **364891548317**

5 – Kopf – **354851298741**

6 – Hals – **384741298548**

7 – Widerrist – **318541298748**

8 – Rückgrat – **314851648749**

9 – Schwanz – **501294598749**

10 – Oberkiefer – **516831219741**

11 – Oberlippe – **317581298741**

12 – Wangen – **364851298751**

13 – Kinn – **315748319748**

14 – Unterkiefer – **364851298758**

15 – Brust – **315749598749**

16 – Schulter – **618319519741**

17 – Seite – **316581378374**

18 – Bauch – **374851298749**

19 – Vorderbeine – **314891298781**

20 – Hinterbeine – **368541298748**

21 – Pfoten – **501298749781**

Systeme der inneren Organe des Ozelots:

– Nervensystem – **318514218741**

– Haut – **531294278374**

– Sehorgan – **601248549781**

– Gleichgewichts-Hörorgan – **508549519641**

– Geruchsorgan – **306894794871**

– Geschmacksorgan – **309851297581**

– Verdauungssystem – **589741298731**

– Atemsystem – **389741298748**

– Blutkreislauf – **501989598741**

– blutbildendes System – **501649598731**

– Harnwege – **364851298741**

– Geschlechtssystem der Männchen – **195748549741**
– Geschlechtssystem der Weibchen – **096581298749**
– Inkretdrüsen – **018541298016**

LUCHS – 542109888749

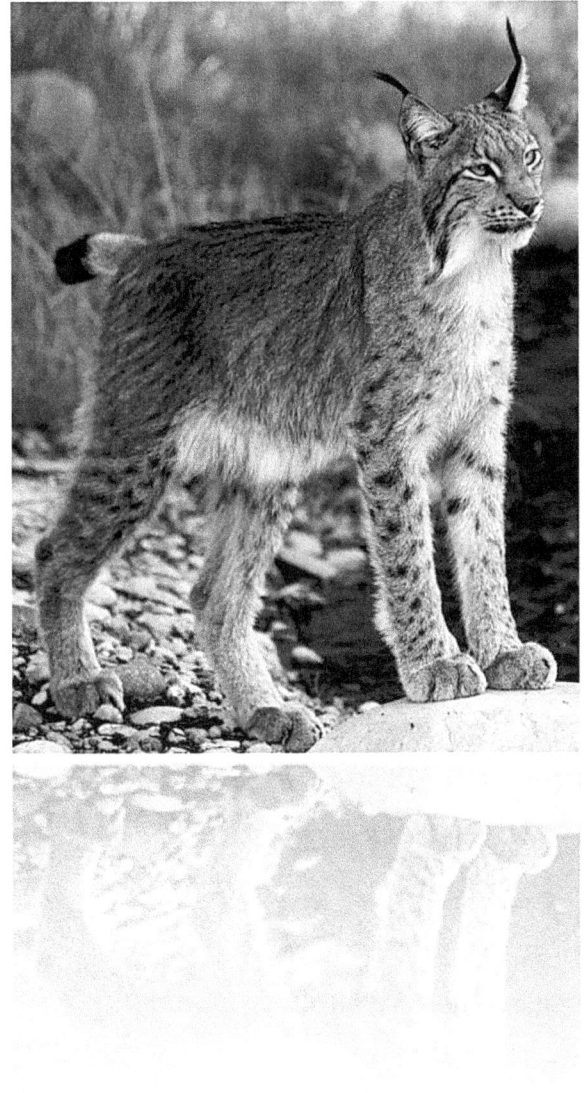

1 – Nasenlappen – **311589708641**

2 – Nase – **509781319498**

3 – Stirn – **506498749741**

4 – Ohr – **501364298741**

5 – Kopf – **306849518317**

6 – Hals – **685749519748**

7 – Widerrist – **395781298748**

8 – Rückgrat – **198741298748**

9 – Schwanz – **597539649781**

10 – Oberkiefer – **364851298749**

11 – Oberlippe – **109601298749**

12 – Wangen – **149851298789**

13 – Kinn – **312681298749**

14 – Unterkiefer – **309851298749**

15 – Brust – **175189498741**

16 – Schulter – **542104298741**

17 – Seite – **321748518641**

18 – Bauch – **369751298741**

19 – Vorderbeine – **361541298748**

20 – Hinterbeine – **306581298749**

21 – Pfoten – **197574298781**

Systeme der inneren Organe des Luchs:

– Nervensystem – **501294298741**

– Haut – **364291748781**

– Sehorgan – **581364298748**

– Gleichgewichts-Hörorgan – **304501298741**

– Geruchsorgan – **368741298748**

– Geschmacksorgan – **064851298741**

– Verdauungssystem – **379851298748**

– Atemsystem – **306581298741**

– Blutkreislauf – **504808598648**

– blutbildendes System – **301509609748**

– Harnwege – **506124298748**

– Geschlechtssystem der Männchen – **364898598747**

– Geschlechtssystem der Weibchen – **315781219648**

– Inkretdrüsen – **317584719781**

ROTLUCHS – 368019519781

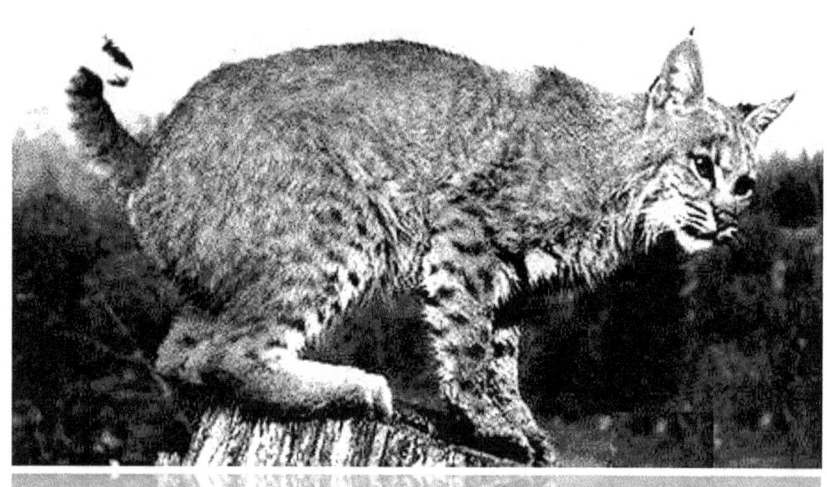

1 – Nasenlappen – **319851219648**

2 – Nase – **368061298781**

3 – Stirn – **519751298741**

4 – Ohr – **389781298649**

5 – Kopf – **358016319748**

6 – Hals – **519681219781**

7 – Widerrist – **358748519748**

8 – Rückgrat – **129513819614**

9 – Schwanz – **501294368748**

10 – Oberkiefer – **549891798641**

11 – Unterlippe – **581219719641**

12 – Wangen – **319581298741**

13 – Kinn **016589369741**

14 – Unterkiefer – **309851298741**

15 – Brust – **898749519641**

16 – Schulter – **608589798771**

17 – Seite – **197564898751**

18 – Bauch – **317519719741**

19 – Vorderbeine – **361218518749**

20 – Hinterbeine – **368749519781**

21 – Pfoten – **129748519789**

Systeme der inneren Organe des Rotluchses:

– Nervensystem – **518371298781**

– Haut – **316514219788**

– Sehorgan – **301589798749**

– Gleichgewichts-Hörorgan – **589751298741**

– Geruchsorgan – **308594298641**

– Geschmacksorgan – **301294298748**

– Verdauungssystem – **531891219648**

– Atemsystem – **309604298741**

– Blutkreislauf – **584581298741**

– blutbildendes System – **504891519641**

– Harnwege – **301298749641**

– Geschlechtssystem der Männchen – **583154319648**

– Geschlechtssystem der Weibchen – **379891298647**

– Inkretdrüsen – **519574298741**

SERVAL – 513848519641

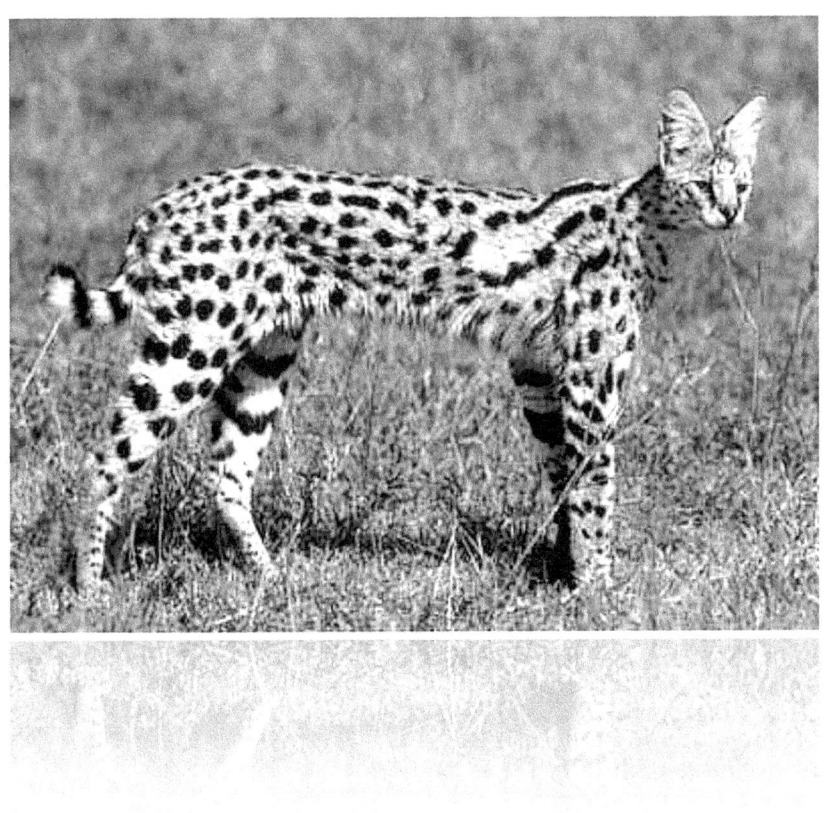

1 – Nasenlappen – **158371298748**

2 – Nase – **361219718317**

3 – Stirn – **583681218749**

4 – Ohr – **538781298741**

5 – Kopf – **531064298749**

6 – Hals – **198749298748**

7 – Widerrist – **175891298648**

8 – Rückgrat – **317514298718**

9 – Schwanz – **368741298749**

10 – Oberkiefer – **301298749571**

11 – Oberlippe – **318718519647**

12 – Wangen – **364851298749**

13 – Kinn – **178549298747**

14 – Unterkiefer – **301294298781**

15 – Brust – **364017519819**

16 – Schulter – **160854298748**

17 – Seite – **145781298747**

18 – Bauch – **185781234178**

19 – Vorderbeine – **501294298701**

20 – Hinterbeine – **649871298748**

21 – Pfoten – **509751298641**

Systeme der inneren Organe des Servals:

– Nervensystem – **195781298648**

– Haut – **319781219784**

– Sehorgan – **315891218749**

– Gleichgewichts-Hörorgan – **549851698741**

– Geruchsorgan – **371219519648**

– Geschmacksorgan – **319851379864**

– Verdauungssystem – **375894319781**

– Atemsystem – **549871219648**

– Blutkreislauf – **364891219898**

– blutbildendes System – **585741298749**

– Harnwege – **368574298781**

– Geschlechtssystem der Männchen – **194591298747**

– Geschlechtssystem der Weibchen – **318548718741**

– Inkretdrüsen – **314801219781**

WIESELKATZE – 598741261078

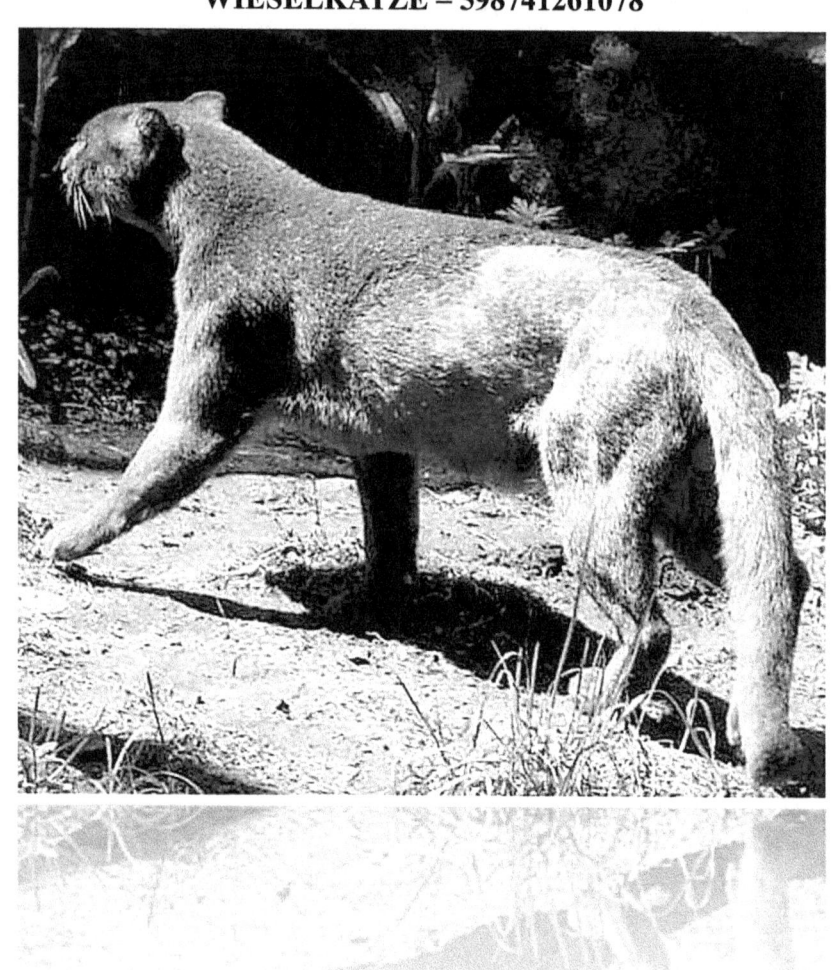

1 – Nasenlappen – **519514219718**

2 – Nase – **316514298794**

3 – Stirn – **198748519741**

4 – Ohr – **648781298741**

5 – Kopf – **593891294858**

6 – Hals – **518781298749**

7 – Widerrist – **515891298748**

8 – Rückgrat – **316791298748**

9 – Schwanz – **315748319641**

10 – Oberkiefer – **581294298748**

11 – Oberlippe – **314851298781**

12 – Wangen – **368571298364**

13 – Kinn – **315851298649**

14 – Unterkiefer – **371291278368**

15 – Brust – **154851298741**

16 – Schulter – **618781298749**

17 – Seite – **138061298741**

18 – Bauch – **316019298741**

19 – Vorderbeine – **301294519748**

20 – Hinterbeine – **683148598741**

21 – Pfoten – **019754298784**

Systeme der inneren Organe der Wieselkatze:

– Nervensystem – **318541298741**

– Haut – **364851298741**

– Sehorgan – **497581298741**

– Gleichgewichts-Hörorgan – **539641298748**

– Geruchsorgan – **361218749218**

– Geschmacksorgan – **308584106471**

– Verdauungssystem – **068531298741**

– Atemsystem – **531548741219**

– Blutkreislauf – **361291371271**

– blutbildendes System – **508648398741**

– Harnwege – **361291718749**

– Geschlechtssystem der Männchen – **318361218749**

– Geschlechtssystem der Weibchen – **016498751317**

– Inkretdrüsen – **549891298718**

D. Krankheiten der Katze

Infektionskrankheiten der Katze – 519514219

Viruserkrankungen der Katze – 316819317

Tollwut – 354891518 – akute Viruserkrankung, die mit einer schweren Nervensystemschädigung verläuft. Für diese Krankheit anfällig sind alle Tiere und Menschen. Der Erreger ist ein Virus der Familie der Myxoviren.

Katzenseuche – 349519851 – (Parvovirus-Enteritis, infektiöse Gastroenteritis, Katzenpest usw.) – hoch ansteckende, akute Viruserkrankung der Säugetiere der Katzenartigen, gekennzeichnet durch Schädigungen des Verdauungstraktes der Tiere und einer signifikanten Abnahme Leukozyten im Blut.

Infektiöse Bovine Rhinotracheitis – 585749871 – herpesvirale Rhinotracheitis der Katzen, eine akut verlaufende Krankheit, gekennzeichnet durch Schädigungen der Augen und Atemwege. Es können alle Katzenrassen daran erkranken, unabhängig vom Alter.

Katzenschnupfen – 515854317 – eine ansteckende und akut verlaufende Krankheit, begleitet von Fieber und Schädigungen der Atemwegsorgane.

Chlamydiose – 368749871 – akute oder chronisch verlaufende zoonose Krankheit der Katzen, Hunde, anderer Tiere und Menschen, gekennzeichnet durch Erhöhung der Körpertemperatur, Bindehautentzündung, Lungenentzündung, Rhinitis und Schädigung des Urogenitalsystems.

Virale Leukämie (Leukose) – 314858016 – zoonose Viruserkrankung der Katzen, gekennzeichnet durch Schädigung des blutbildenden Systems und bösartigen Neubildungen des lymphatischen und myeloischen Gewebes (Lymphsarkome).

Infektiöse Erkrankungen der Atemwege – 348549781 – allgemeiner Name für hochansteckende, akut verlaufende Mischinfektionen, gekennzeichnet durch eine katarrhalische Entzündung der Schleimhäute der oberen Atemwege, der Mundhöhle und der Bindehaut.

Pilzkrankheiten – 583649741

Scherflechte – 501298749 – oder Glatzflechte, eine ansteckende Pilzkrankheit, gekennzeichnet durch die Bildung von runden, scharf abbrechenden kahlen Stellen mit exsudativer Dermatitis und eitrigen Follikuli auf der Haut. Der Mensch kann ebenfalls daran erkranken.

Mikrosporie – 368541297 – hoch ansteckende Pilzkrankheit, gekennzeichnet durch eine Schädigung der Haut und deren Derivate. Diese Krankheit wir hervorgerufen durch Pilze der Gattung Mikrosporon. Sie befallen Katzen, Hunde, Ratten, Mäuse und Menschen.

Invasive (parasitäre) Krankheiten der Katze – 368741291

Bandwurmkrankheit – 310189890 – eine Krankheit der Katzen, hervorgerufen durch Ketten der Gattung Cyclophyllideae - wahre Zestoden und Ketten der Gattung Pseudophyllideae – falsche Zestoden.

Diphyllobothriosis – 301298749 – die reifen Bandwürmer wuchern im Dünndarm der Wirte, und die Larven (Plerozerkoid) – in verschiedenen Organen und Geweben von zusätzlichen Wirten – Süßwasserfischen.

Dipylidiosis – 197549897 – die Krankheit wird hervorgerufen durch Bandwürmer der Familie Dipylidiidae der Untergattung Hymenolepidata. Der Parasit ist im Dünndarm lokalisiert. Der Mensch infiziert sich auch manchmal mit diesem Wurm.

Mesocestidosis– 314851298 – die Krankheit wird hervorgerufen durch Bandwürmer der Familie Mesocestoididae der Gattung Mesocestoidata. Die erwachsenen Würmer wuchern im Dünndarm der Wirte, und die Larven (Tetratiridii) in Brust- und Bauchhöhle, Zwerchfell, in den Wänden der Blutgefäße und im Darm, im Herzbeutel, Thymus, Leber und Lymphknoten der zusätzlichen Wirte.

Hydatigerosis der Katze – 518313894 – eine Erkrankung der Haus- und Wildkatzen, hervorgerufen durch Bandwürmer der Familie Taeniidae der Untergattung Taeniata. Lokalisiert sind die Würmer im Dünndarm. Im Larvenstadium wuchern die Bandwürmer in der Leber, seltener in der Brust- und Bauchhöhle der Zwischenwirte.

Fadenwurmerkrankungen – 198701016 – eine Krankheit der Katzen und vieler anderer Säugetierarten, verursacht durch (im Schnitt) kreisförmige Würmer der Klasse Nematoda.

Toxokarose der Katze – 316897581 – die Krankheit wird hervorgerufen von Würmern der Familie Anisakidae. Die Würmer wuchern im Dünndarm.

Trichninenkrankheit – 178064851 – die Krankheit wird hervorgerufen durch Würmer der Familie Trichinellidae, sowohl im Erwachsenenstadium als auch im Larvenstadium. Die ausgewachsenen Würmer wuchern in den Hohlraumwänden des Dünndarms, und die Larven – im Skelettmuskel.

Tominxosis – 585751894 – eine Krankheit, hervorgerufen durch runde fadenförmige Würmer der Familie Capillariidae. Die Würmer wuchern in den Bronchen, Luftröhre und Nasenhöhle. Dabei haben sie sowohl einen mechanischen als auch einen allergischen Einfluss des lokalen und allgemeinen Charakters.

Ankulostomose – 314851587 – eine Nematodose, hervorgerufen durch runde Würmer der Familie Ancylostomatidae. Die Würmer wuchern im Dünndarm. Die Krankheit ist gekennzeichnet durch eine Störung der Verdauung des Tieres und der Schädigung der Haut während der Larvenmigration.

Protozooea – 581019564

Cystoisosporoses – 317585748 – hervorgerufen durch mehrere Arten der Familie Eimeriidae der Gattung Coccidida. Die Kokzidien wuchern bei den Katzen in der Schleimhaut des Dünndarms. Bei Zwischenwirten – in den inneren Organen und Geweben.

Sarcosporidioses – 518317518 – Protistenerkrankung der Katze, hervorgerufen durch verschiedene Arten von Sarcosporidia – Kokzidien der Gattung Sarcocystis, lokalisiert in der Schleimhaut des Dünndarms der Wirte. Der Mensch kann ebenso befallen werden.

Toxoplasmose – 168751014 – eine weit verbreitete infektiöse Krankheit. Der Erreger ist der einzellige Parasit Toxoplasma gondii. Am häufigsten tritt die Toxoplasmose bei Katzen als leichte Erkältung auf oder als kurzfristige Verdauungsstörungen. Zu Beginn der Krankheit kann eine Mattheit beobachtet werden, eine Verweigerung der Nahrungsaufnahme, Erbrechen oder eine Darmverstimmung. Nach einiger Zeit gehen die Zysten in einen passiven Zustand über und die Krankheit nimmt eine latente Form an und manifestiert sich klinisch nicht.

Arachnoses – 548748491 – die Krankheit wird durch Spinnenartige verursacht. Von allen spinnenförmigen haben Zecken die größte veterinärmedizinische Bedeutung.

Ixodidosis – 318537561 – bei einem Massenbefall der Katzen von Zecken der Familie Ixodidae (Schildzecken) entsteht eine Zecken-Toxikose.

Trombiculesis – 368589541 – die Krankheit wird hervorgerufen durch Larven der Rotkörperzecken der Familie Trombiculidae.

Cheiletiosis – 108748981 – die Krankheit wird hervorgerufen durch Cheiletiella yascuri – kleine Zecken der Länge 0,25-0,5 mm einer hellgelben Farbe. Sie wuchern auf der Hautoberfläche der Tiere und ernähren sich von Gewebeflüssigkeit und Lymphen.

Sarcoptoses – 316854857 – eine Krätze, Sammelbezeichnung für eine Gruppe von invasiven Krankheiten, die auf einem der wichtigsten klinischen Anzeichen basieren – Juckreiz, ebenso Entzündungen der Haut und Haarausfall. Die Krankheiten werden durch Krätzezecken verursacht.

Notoedrosis – 019854971 – die Zecke Notoedres cati wuchert unter der Epidermalhautschicht. Sie bewegen sich leicht von einem Tier zum anderen fort und auch zum Menschen und rufen Pseudosarcoptosis hervor. Jungtiere sind am anfälligsten.

Otodectosis – 364851298 – die Zecke Otodectes cynotis wuchert in der Ohrmuschel und im äußeren Gehörgang.

Alveococcosis – 584549781 – die Krankheit wird durch Alveococcus verursacht, welcher im Larvenstadium im Darm der Katze wuchert. Der Mensch kann sich anstecken bei Kontakt mit einer kranken Katze, durch Waldbeeren und Wasser. Die Katze steckt sich an beim Trinken aus Gewässern, durch Gras, durch Verzehr von Kot von Raubtieren.

Entomoses – 368539781 – die Krankheit wird durch pathogene Insekten hervorgerufen.

Flöhe – 784291478 – ein Flohbiss ist schmerzhaft, verursacht starken Juckreiz und Entzündungen der Haut. Die Tiere kratzen mit den Pfoten die juckenden Stellen, fangen die Flöhe aus dem Fell heraus mit den Zähnen, wobei sie Kratzer und Verletzungen verursachen. Das Leben der Katze wird zur dauerhaften Qual, die Wahrscheinlichkeit der Ansteckung mit anderen schweren Krankheiten steigt um ein Tausendfaches.

Haarlinge – 378541297 – die Parasiten rufen Juckreiz und Kratzen hervor, welche zur Dermatitis führen. Dabei werden die Tiere der Entspannung beraubt, ihre Aufmerksamkeit sinkt, ebenso ihr Gehorsam und die Leistung. Die Tiere verbrauchen viel Kraft zur Bekämpfung von Ektoparasiten.

Innere nicht übertragbare Krankheiten der Katze – 538741298

Krankheiten des Herz-Kreislauf-Systems der Katzen – 361298741

Myokarditis – 853108479

Myokarditis – Eine Herzmuskelentzündung, verläuft akut und tritt chronisch auf als Primär-oder Sekundärkrankheit in anderen (Sepsis, Urämie, Pankreatitis), öfter infektiöse und parasitäre Krankheiten (Pest, Parvovirus-Entreritis, Piroplasmose u.a.), Vergiftungen, Allergien. Myokarditis kann fokal oder diffus sein.

Myokardose – 697548741

Eine Krankheit mit nicht-entzündlichem Charakter, gekennzeichnet durch degenerative Prozesse im Myokard. Myokardose verläuft in Form von Myokardiodystrophie, ohne deutliche destruktive

Schäden des Symplasts und Myokardiodegeneration.

Endokarditis – 368748581

Endokarditis – Herzinnenhautentzündung: ist manchmal akut und chronisch klappenartig und parietal warzig (verrucös) und ulzerös. Meist als Folge von infektiotoxischen Schäden und erschwerter Myokarditis.

Herzfehler – 165348784

Herzfehler treten meist auf aufgrund von Endokarditiserkrankungen und seltener als angeborene Anomalie.

Perikarditis– 149851648

Herzbeutelentzündung – Entzündung des Herzbeutels, meist sekundär auftretend bei Infektionskrankheiten wie Tuberkulose. Prädisponiert zur Krankheitsresistenzschwächung, Unterkühlung, Erschöpfung, Müdigkeit, Stress. Die Entzündung kann vom umgebenden Gewebe (Brustfell, Herzmuskel) übertragen werden.

Myokardinfarkt – 685371298 – eine Brutstätte der Nekrose in der Muskulatur der linken Herzkammer. Entsteht als Folge der Beendigung der Blutversorgung, d.h. Ischämie.

Anämie (Blutarmut) – 534891749 – Störung der Zusammensetzung der Blutkomponenten, äußert sich in der Abnahme der absoluten Zahl der roten Blutkörperchen und Abnahme des Hämoglobins.

Erkrankungen der Atemwege der Katze – 531649897

Rhinitis – 175849871

Schnupfen – Entzündung der Nasenschleimhaut. Kann primär (Parasiten, mechanische Schädigungen) und sekundär (Pest, virale Hepatitis) sein.

Man unterscheidet:
- akute Rhinitis – **519751871**
- chronische Rhinitis – **649549781**
- katarrhalische Rhinitis – **537851641**
- kruppöse Rhinitis – **608569781**
- follikuläre Rhinitis – **319879641**

Laryngitis – 519517891

Kehlkopfentzündung – Entzündung der Schleimhaut des Kehlkopfes. Man unterscheidet:
- akute Laryngitis – **534894781**
- chronische Laryngitis – **539678541**
- katarrhalische Laryngitis – **589748741**

– kruppöse Laryngitis – **568741298**
– Laryngopharyngitis – **574851297**

Bronchitis – 648781019

Bronchitis kann den gesamten Bronchialbaum befallen (diffuse Bronchitis), große (Makrobronchitis) oder nur kleine (Mikrobronchitis) Bronchen.

Man unterscheidet:
– akute Bronchitis – **549751291**
– chronische Bronchitis – **647539781**
– katarrhalische Bronchitis – **018319741**
– eitrige Bronchitis – **589534741**
– hämorrhagischer Bronchitis – **369891294**
– fibrinöse Bronchitis – **361298748**

Kruppöse Pneumonie – 318549871

Kruppöse Pneumonie – lobäre, großherdige akute fibrinöse Lungenentzündung.

Bei der kruppösen Pneumonie werden die Funktionen des zentralen Nervensystems, des Herzens, Leber, Nieren und des Darms geschädigt. In schweren Fällen der Krankheit kann das Tier an Asphyxie, Hyperthermie, Herzstillstand oder Atemstillstand sterben, wenn keine intensive Therapie durchgeführt wird.

Bronchopneumonie – 319719864

Bronchopneumonie – (katarrhalische, lobuläre Bronchopneumonie, Herdpneumonie) – Herdartige Entzündung der Bronchen und Lungenlappen, begleitet von Überfüllung und katarrhalischem Exsudat. Tritt meist bei jungen, alten und abgemagerten Tieren auf.

Pleuritis – 898749541

Brustfellentzündung – kann primär oder sekundär sein, ein-oder zweiseitig, trocken oder feucht (Ausschwitzung), serös, sero-fibrinös, eitrig und faulig. Primär tritt die Erkrankung nach einer Unterkühlung auf, besonders bei abgemagerten, ausgezehrten, Alten, als Komplikation von Pneumothorax, Lungenentzündung oder Tuberkulose.

Emphysem – 314808641

Aufblähung – pathologische Vergrößerung der Lunge.

Alveoläres Emphysem – 364064508

Alveoläres Emphysem - verbunden mit der Lungenvergrößerung aufgrund der alveolären Vergrößerung.

Interstitielles Emphysem – 808498681 – tritt auf bei Eindringen von Luft in das Interstitium (interlobuläres Bindegewebe), als Folge einer Bronchusruptur, Hohlräume.

Man unterscheidet:

Akute – 518549741

Chronische – 319598781

Krankheiten des Verdauungssystems der Katze – 368751298

Stomatitis – 129789781

Stomatitis – eine Mundschleimhautentzündung.

Man unterscheidet:

– katarrhalische Stomatitis – **539681291**

– vesikuläre Stomatitis – **361298718**

– ulzeröse Stomatitis – **519714218**

– diphteritische Stomatitis – **501291478**

– phlegmonöse Stomatitis – **301298519**

– gangränöse Stomatitis – **316891514**

– akute Stomatitis – **608594708**

– chronische Stomatitis – **519719891**

– herdartige Stomatitis – **316898741**

– diffuse Stomatitis – **548591218**

Parotitis – 631581217

Ohrspeicheldrüsenentzündung – entsteht selten durch infektiöse

Ursachen oder sekundär bei Stomatitis, Pharyngitis, bei Pest.

Pharyngitis – 537548741

Rachenkatarrh – Entzündung des weichen Gaumens, Rachens, Lymphfollikel, Submukosa, Muskeln und Schlundkopflymphknoten.

Akute Pharyngitis – **536891791**

Chronische Pharyngitis – **539691891**

Speiseröhrenverstopfung – 618714317

Die Speiseröhrenverstopfung kann vollständig oder unvollständig sein, primär und sekundär. Kommt oft vor nach dem Schlucken von größeren Essenstücken, stacheligen Dingen. Der Fremdkörper kann im Hals-oder Brustteil der Speiseröhre stecken bleiben.

Akute Gastritis catarrhalis – 536189714

Akute Gastritis catarrhalis – eine Entzündung des Magens mit einer Störung der motor-sekretorischen Funktion.

Chronische Gastritis catarrhalis – 589784718

Chronische Gastritis catarrhalis ist die Fortsetzung des akuten und wird begleitet von einer Magenentzündung, einer Störung der motor-sekretorischen Funktion, Drüsenrückbildung und Sklerose der Blutgefäße. Primäre chronische Gastritis tritt aus denselben Gründen auf wie die akute – weniger ausgeprägt und mit längerer Auswirkung. Die Sekundäre entsteht bei Dekompensation, bei Erkrankungen der Lunge, der Nieren, bei portaler Blutstagnation, bei erhöhter WKD bei Hepatitis, sowie bei infektiösen und parasitären Krankheiten.

Magengeschwür – 316498751

Ein Magengeschwür hat zwei Variationen:

- Peptische Geschwüre runder Form mit verdickten Rändern granulieren schlecht.

- Einfache Geschwüre (nicht peptische, sekundäre) einer unregelmäßigen Form heilen relativ gut.

Peptische Geschwüre kommen seltener vor als nicht peptische.

Akute Gastorenteritis – 318754891

Akute Magen-Darm-Entzündung – eine schwere Schädigung des Magens und des Darms mit einer Rekrutierung der Schleimhaut, der Submukosa und sogar der Muskelschicht und der serösen Schicht. Man unterscheidet:

– kruppöse Gastroenteritis – **608531217**
– diphterische Gastroenteritis – **019519614**
– schleim-membranöse Gastroenteritis – **758749581**

– hämorrhagische Gastroenteritis – **501619518**
– phlegmonöse Gastroenteritis – **531681297**
– eitrige Gastroenteritis – **758316294**

Chronische Gastorenteritis – 531898741

Chronische Gastorenteritis betrifft vor allem Jungtiere, aber auch abgemagerte und schwache. Es entwickelt sich oft als folge der akuten Gastorenteritis.

Peritonitis – 893648549

Bauchfellentzündung – begrenzte oder allgemeine Entzüdung des Bauchfells, verbunden mit erhöhter Ausscheidung in die Bauchhöhle. Tritt öfter sekundär auf.

akute Peritonitis – **316818317**

chronische Peritonitis – **318749541**

seröse Peritonitis – **368748541**

hämorrhagische Peritonitis – **308749201**

eitrige Peritonitis – **361294597**

Aszites – 313894518

Aszites (Bauchwassersucht) – Ansammlung in der Bauchhöhle des Transudaten. Kommt öfter bei alten, abgemagerten und unterernährten Tieren vor.

Hepatitis – 689741219

Eine Entzündung der Leber mit diffusem Charakter, begleitet von Hyperämie, Zellinfiltration, Distrophie, Nekrose von Hepatozyten und anderen Strukturelementen, mit akut ausgeprägter Leberinsuffizienz.

Akute Pankreatitis – 835748648 – Pankreasnekrose.

Diese Krankheit tritt auf, wenn das Lumen in die Gallengänge der Bauchspeicheldrüse gerät.

Hypovitaminose A – 613531841

Tritt auf, wenn das Futter wenig oder gar kein Vitamin A enthält, sowie bei chronischen Erkrankungen des Magen-Darm-Traktes, begleitet von einer Störung der Absorptionsprozesse und bei Lebererkrankungen mit beeinträchtigtem Gallenfluss.

Hypovitaminose D – 781318541

Vitamin D fördert, dass Calcium und Phosphor länger im Körper der Katze verbleibt und besser im Knochengewebe angelagert werden. Der Mangel dieses Vitamins bei Jungtieren verursacht Störungen des Calcium-Phosphat-Stoffwechsels, schwere Störungen des Knochenbildungsprozesses und Wachstumsstörungen – Rachitis, und bei Erwachsenen – eine Knochenerweichung.

Hypovitaminose E – 519749891

Das Hauptsymptom dieses Vitaminmangels ist eine Fortpflanzungsstörung. Bei Männchen tritt Impotenz auf, durch welche eine Paarung nicht möglich ist. Bei Weibchen gibt es eine Fehlgeburt, die Embryonen sterben ab oder werden resorbiert, ein Junges wird schwach geboren.

Hypovitaminose K – 164891518

Der Mangel dieses Vitamins ist verbunden mit der Manifestation einer Pathologie wie hämorrhagische Diathese. Anzeichen für diese Krankheit sind Appetitlosigkeit, Nasenbluten, Blut im Urin und Kot, Blutungen unter der Haut, in der Bauchhöhle, in der Muskulatur, lang verheilende Wunden und Geschwüre, eine Verringerung des Hämoglobins im Blut und der Erythrozyten.

Hypovitaminose B1 – 319519891

Bei dieser Krankheit verliert das Tier stark an Gewicht, leidet an Appetitlosigkeit, Erbrechen, Schwäche, Verlust des Sehvermögens, teils schwankendem Gang, Zittern, dann treten Krampanfälle und Lähmungen auf.

Hypovitaminose B2 – 539749897

Diese Krankheit weist eine Abnahme des Körpergewichts der Katze auf mit einer Entwicklung von Dermatitis und Hautrötungen. In den Innenflächen der Wangen können Geschwüre auftreten. Das Tier wird schwächer, der Gang wird unsicherer.

Hypovitaminose B3 – 138649871

Bei einem Mangel wird das Nervensystem geschädigt, die Reflexaktivität verringert sich, später treten Krämpfe auf, Koordinationsstörungen treten auf. Mögliche Hautveränderungen in Form von Dermatitis. Bei ausgewachsenen Katzen ist die Reproduktionsfunktion gestört.

Hypovitaminose B5 – 601298749

Die Hauptsysmptome dieses Vitaminmangels sind Appetitlosigkeit, mangelnde Reaktion, Gleichgültigkeit gegenüber der Umwelt, Speichelfluss, Wunden auf dem Zahnfleisch und der Mundschleimhaut. Die Zunge ist verdickt und ist mit einer grau-schwarzen Schicht überzogen, die Funktion des Magen-Darm-Traktes ist gestört, blutiger Durchfall kann auftreten. Es treten Lähmungen, Paralysen der Hinterhand und Nervenattacken auf.

Hypovitaminose B6 – 189741298

Bei Kätzchen zeigt sich der Mangel dieses Vitamins durch Wachstumsstörungen, Zahnzerstörung, hypochrome Anämie, die Freisetzung von Ammoniak im Urin, Harnsäure und Xanthurensäure ist erhöht.

Hypovitaminose von Folsäure – 531549871

Folsäuremangel begünstigt Anämie. Der Bedarf an Folsäure wächst während der Schwangerschaft und Stillzeit. Eine Verlangsamung des Wachstums des Jungen ist zu beobachten, sowie Mattheit, Schwäche, Durchfall und Abmagerung des Tieres.

Hypovitaminose B12 – 618318741

Die Symptome dieses Vitaminmangels ist Appetitlosigkeit der Tiere bzw. dessen komplette Abwesenheit. Bei Kätzchen ist das Wachstum verlangsamt, eine Anämie der Schleimhäute sowie eine Übererregbarkeit ist zu beobachten. Ein Mangel während der Schwangerschaft führt zur Geburt von nicht lebensfähigen Nachkommen.

Hypovitaminose B4 – 148564871

Cholinmangel im Körper verursacht eine Fettleber, seine längere Abwesenheit führt zu Leberzirrhose. Bei Leberzirrhose nehmen Katzen ab, die Störung der Funktion der Gallenbildung kann in Kombination mit Gelbsucht auftreten.

Erkrankungen des Nervensystems – 368749871

Epilepsie – 219719841 – eine chronische Krankheit, begleitet von periodischen Krämpfen mit Verlust der Sensibilität.

Enzephalitis – 364898317 – eine Gehirnentzündung, oft beobachtet mit einer gleichzeitigen Entzündung des Rückenmarks (Enzephalomyelitis). Dabei können die Hirnhäute beteiligt oder nicht beteiligt sein.

Meningitis – 318549371 – Entzündung der Membranen des Gehirns und des Rückenmarks.

Myelitis – 648517371 – Entzündung des Rückenmarks.

Erkrankungen der Inkretdrüsen– 571298748

Östrogenie, Feminisierungs-Syndrom – **315758641**
Hypogonadismus – **361518741**
Hyperadrenokortismus – **518319741**

Hypothyreose – 318748711 – Abnahme der Thyroxinproduktion durch angeborenen Mangel der Schilddrüsenfunktion oder übertragener **autoimuner** Thyreoiditis.

Diabetes mellitus – 318748741 – verursacht durch absoluten oder relativen Mangel an Insulin und Stoffwechselstörungen aller Arten, vor allem des Kohlenhydratstoffwechsels.

Erkrankungen der Harnorgane – 568749748

Nephritis – 189134316 – akut verlaufende infektiös-allergische Entzündung der Nieren mit Schädigungen der Gefäßknäuel (Glomerulonephritis) und Übergang der Entzündung auf das Zwischengewebe.

Pyelonephritis – 389751291 – eine gleichzeitige Entzündung der Wände des Nierenbeckens und der Drüsenkörper. Alle Katzen können erkranken, aber öfter sind es die alten Katzen mit gestörter, verzögerter Harnabscheidung (bei chronischer Herz-Kreislaufinsuffizienz, Nephrosklerose, Harnsteine).

Nephrose – 168741218 – eine dystrophische Stoffwechselerkrankung der Nieren mit degenerativen Veränderungen in den Harnkanälchen. Die Entwicklung von Nephrose ist verbunden mit einer Intoxikation des Organismus und einer Stoffwechselstörung. Die

Wirkung von toxischen Substanzen von Außen und eine Störung der Durchblutung in den Nieren führen oft zur Nekrose des tubulären Epithels.

Urethritis – 385749571 – Entzündung der Schleimhaut der Harnröhre.

Cystitis – 317581291 – akute oder chronische Entzündung der Blasenschleimhaut mit unterschiedlichem Schweregrad der Entzündung und Dauer der Entzündung.

Harnsteinleiden – 368741291 – diese Krankheit ist gefolgt von Bildungen von Harnsteinen in den Nierentubuli, Nierenbecken und der Blase oder dem Steckenbleiben im Harnleiter – im Prozess der Urolithiasis.

Lähmung und Atonie der Harnblase – 364598781 – zeigt sich durch Unfähigkeit der Verengung der Wände starker Expansion des Hohlraums und Harnaufstau.

Chirurgische Krankheiten der Katzen – 315718064

Traumata – 314098781

Trauma – eine komplexe morphologische und funktionelle Störung, tritt auf in Geweben und Organen als Folge des Einflusses verschiedener äußerer Faktoren, die eine Verletzung der Integrität und Funktion der Strukturen, des Blutes, Lymphgefäße und Nerven bedingen.

Abhängig von Entstehung und Ursache werden folgende traumatische Hauptfaktoren unterschieden:
- mechanische Traumata – **568741298**
- physische Traumata – **738549751**
- chemische Traumata – **361298751**
- biologische, Traumata – **368718718**
- stressbedingte Traumata – **601298514**
- Elektrotrauma – **549781918**

Wunden – 398759748

Wunden – offene mechanische Verletzungen der Haut, der Schleimhäute und des Tiefengewebes und der Organe, begleitet von Schmerz, Klaffen, Bluten und manchmal auch von einer Funktionsstörung.

Bisse – 371514298

Bisse giftiger Schlangen und Spinnen. – **489064718**

Geschlossene mechanische Verletzungen – 651537514

Solche Verletzungen können von unterschiedlichem Schweregrad sein, aber unter Beibehaltung der Integrität der Haut. Folgen von geschlossenen mechanischen Schäden:

– Prellungen – **157538748**
– Blutergüsse – **301581369**
– Lymphextravasat – **315718371**
– Quetschung – **537381294**
– Erschütterung – **508749541**
– Zerrung – **315781217**
– Aufriss – **368571298**
– Ruptur – **751589719**
– Verrenkung – **314801219**
– traumatische Hernie – **589751214**
– traumatische Abtreibung – **536891371**

Elektrotrauma –549781918

Blanke Drähte der Kabelleitungen sind oft der Grund für Elektrotraumata bei Katzen, welche diese mit den Zähnen greifen.

Kollaps und Schock – 315891371

Bei unterschiedlichen Traumata, Schädigungen und Verletzungen der kleinen Haustiere können Kollaps und Schock entstehen.

Hautkrankheiten – 358064581

Ekzem – 019589741

Ekzem – eine Erkrankung der oberflächlichen Hautschichten entzündlicher Natur.

Dermatitis – 364891278

Dermatitis – eine Entzündung aller Hautschichten ohne Narbenbildung. Es entsteht oft traumatische (mechanische) und Kontaktdermatitis (durch physikalische und chemische Faktoren).

Lupus erythematosus – 509851274

Dermatose autoimmuner Herkunft. Es gibt zwei Formen der Krankheit: chronisch und akut.

Toxikodermie – 305891594

Toxikodermie (Arzneimitteldermatitis) – akute Entzündung der Haut toxischer oder allergischer Natur. Typisch für die Krankheit ist die Bildung von erythematösen Flecken, Bläschen, Erosionen, multiplen Fissuren. Am häufigsten ist der Prozess auf der Kopfhaut des Tieres lokalisiert, gelegentlich breitet es sich auch auf andere Gebiete aus.

Pyodermie – 306894591
Pyodermie: pustulöse Hauterkrankungen.

Follikulitis – 515748741 – eitrige Entzündung der Haartaschen (Follikel).

Furunkel – 897541298 – eitrig-nekrotische Entzündung der Haarfollikel, Talgdrüsen und des Nachbargewebes mit anschließender Nekrose.

Karbunkel – 368741294 – bildet sich durch das Zusammenfließen mehrerer Furunkel.

Abszess – 301294858
Abszessß (Eitersack, Eiterbeule) – eine räumlich begrenzte eitrige Entzündung der Cellulitis, seltener – der anderen Gewebe und Organe, gekennzeichnet durch das Überwiegen der Vereiterung über der Nekrose. Die eitrige Entzündung resultiert in der Bildung von interstitiellem Hohlraum, mit Eiter gefüllt.

Phlegmone – 306584741

Phlegmone – räumlich diffuse, sich verbreitende stark eitrige, seltener jauchige Entzündung der Cellulitis, gekennzeichnet durch nekrotische Erscheinungen über der Vereiterung.

Muskelerkrankungen – 375184898

Myositis – 109064571

Myositis – eine Muskelentzündung. Man unterscheidet eitrige, parenchymatische, interstielle, fibröse und ossifizierende Myositis. Bei kleinen Haustieren kommt am häufigsten eitrige, rheumatische und eosinophile Myositis.

Akute Myositis – 589781291
Chronische Myositis – 301298741
Myopatosis – 317519841

Eine Muskelerkrankung mit nicht entzündlichem Charakter. Rheumatische Myositis tritt plötzlich auf, verläuft schnell und rezidivierend. Die Ursachen sind nicht ganz klar. Man geht davon aus, dass die Erkrankung die Folge einer Infektion ist, eines allergischen Zustandes oder von neurodystrophen Störungen und Erkältungen.

Zahnerkrankungen – 531718064

Zahnstein – 608549075

Pulpitis – 158749718 – Zahnmarkentzündung. Der Zahnzellstoff im Wurzelkanal beinhaltet Blut-und Lymphgefäße und Nervengeflechte, die den Zahn versorgen. Ursachen der Entzündung der Pulpa (Pulpitis): Freilegung der Pulpa (Karies), Zahnbruch, Übergang des Entzündungsprozesses mit dem Gewebe um die Wurzel.

Periodonititis – 501298741 – Entzündung des Gewebes, der umgebenden Zahnwurzeln, entwickelt sich im Bereich der Bindehaut (Parodontitis), die den Zahn mit dem Kieferknochengewebe verbindet.

Zahnfäule – 649798841 – Progressiver fauliger Zerfall der Zahnsubstanz. Die Ursachen sind nicht genug geklärt. Prädisponieren Zahnbrüche, Zahnstein, angeborene Zahnveranlagung. Tritt oft auf nach einer Pesterkrankung. Karies kann oberflächlich (leicht), mittel, tief und voll sein.

Ohrerkrankungen – 016589745

Bluterguß der Ohrmuschel – 501298749

Blutergussß – Ansammlung des Blutes unter der Haut der Ohrmuschel, mit Bildung eines Hohlraums bei Gefäßruptur.

Ekzem und Dermatitis der Ohrmuschel– 564898741

Die Krankheit wird oft begleitet von der Schädigung des äußeren Gehörgangs (Entzündung des Außenohrs).

Geschwür der Ohrmuschel – 509789749

Die Krankheit entwickelt sich aufgrund von Bissen, Kratzern, wenn Wunden und Kratzer pathologische Prozesse begünstigen, die keine Tendenz zur Heilung haben.

Ohrentzündung (Otitis) – 758371294

Man unterscheidet Otitis des äußeren, mittleren und des Innenohrs. In Großstädten mit einer hohen Zahl an Haustieren kommt am häufigsten Otitis des mittleren Ohrs vor, mit katarrhalischem und eitrigem Charakter. Die Erkrankung des äußeren Gehörgangs entsteht als Folge mechanischer Schäden, Einkriechen von Insekten, Ansammlung von Ohrenschmalz im Gehörgang in Form von Schmalzstau, Schädigungen durch Krätze, Auftreten von Furunkeln, Ekzemen, Dermatitis und Pilzinfektionen. Erkrankungen des mittleren und des Innenohrs sind oft die Folge der Entwicklung einer lokalen oder allgemeinen Infektion. Die Infekte werden von Rhinitis, Pharyngitis, Katarrhen der Eustachschen Röhre begleitet.

Augenerkrankungen – 748578641

Augenlidwunden– 139898748

Augenlidwunden können leicht und schwer sein (oberflächlich, tief und durchgehend mit einer Schädigung der Integrität aller Hautschichten).

Augenlidentzündung (Blepharitis) – 150149851

Die Krankheit wird begleitet von Rötung und Verdickung der Augenlidränder, an der Basis der Wimpern bilden sich Schüppchen, Krusten und Geschwüre. Die Wimpern fallen aus, die Augenlidränder verdicken sich stark, was zu einem konstanten Tränenfluß und Narbenetropium führt.

Konjunktivitis – 609851291

Konjunktivitis (Bindehautentzündung) – eine Krankheit, die oft bei Katzen auftritt.

Hornhautentzündung – 758741298

Die Krankheit ist verbunden mit Hornhauttrübungen bei Entzündung. Bei einem gut verlaufenden Prozess löst sich das Infiltrat auf und die Transparenz der Hornhaut stellt sich wieder her. In anderen Fällen (bei einem schlechten Verlauf) bildet sich ein Abszess, Geschwüre, und es tritt eine Perforation der Hornhaut auf.

Hornhautfleck – 531548749

Dieser Hornhautdefekt wird durch Bindegewebe mit Bildung eines opaken Flecks gefüllt.

Hornhautgeschwür– 531648741

Die Krankheit tritt auf infolge von oberflächlichen und tiefen Verletzungen der Hornhaut, das Eindringen von Mikroflora, die Entwicklung einer Infektion mit Bildung eines Abszesses und der Auflösung von Gewebe. Es entwickelt sich oft ein schleichendes Hornhautgeschwür.

Linsentrübung (grauer Star) – 315754891

Dauerhafte Trübung der Linse oder der Linsenkapsel bei Hunden und Katzen kann es genetisch sein, traumatisch, symptomatisch oder toxisch. Diabetes und das Alter des Tieres kann ebenso ein Grund für grauen Star sein. In der Lokalisation wird unterschieden zwischen kapselförmigem, kortikalem, atomarem, vorder- und hinterpoligem, spindelförmigem, vielschichtigem und vollem grauen Star.

Glaukom– 315784871

Die Krankheit wird durch erhöhten Augeninnendruck und Vergrößerung des Augapfels begleitet.

Nachtblindheit (Hemeralopie) – 571219648

Gelenkskrankheiten – 368781298

Arthritis (Gelenkentzündung) – 104898741

Die Krankheit tritt auf, wenn eine eitrige Infektion (Staphylokokken, Streptokokken u.a.) in den Gelenkspalt gelangen.

Eitrige Athritis – 583581291

Osteoathritis (Knochen sind betroffen) **– 537538361**

Periathritis (Bänder sind betroffen) **– 315714817**

Panaathritis (Nebengewebe ist betroffen) **– 531837571**

Deformierende Gelenkentzündung – 361578378

Die Entzündung führt zu Veränderungen der Knochenkomponenten, knöchernen Auswüchsen auf den Gelenkflächen.

Arthrose – 574857548

Die Erkrankung der Gelenke bei Arthrose hat einen degenerativ-destruktiven Charakter, und nicht entzündlich, was zu irreversiblen Veränderungen der Knorpel-Knochen-Atomstrukturen führt.

Sehnenentzündung (Sehnenscheidenentzündung) – 758378741

Die Krankheit tritt auf in verschiedenen Körperregionen, aber meist im Bereich der Zehen, Vorderfußwurzel und der Fußwurzel.

Krankheiten des Stütz-und Bewegungsapparates – 539751891

Periostitis – 581619718

Akute Periostitis – **316851318**

Chronische Periostitis – **375894361**

Ostitis – 315718571

Ostitis (Knochenentzündung) kommt selten als eigenständige Erkrankung vor, meistens sind alle Knochenelemente in den Entzündungsprozess einbezogen – Knochenhaut, Knochen, Knochenmark und Endost.

Knochennekrose – 568318748

Die Krankheit (Knochenbrand) tritt auf bei eitrigen Entzündungsprozessen in den verschiedenen Schichten der Knochen (eitrige Abszesse, Knochenmarkentzündung), bei mechanischen Traumata (Prellungen, Erschütterungen, Knochenbrüche), bei unterschiedlichen physikalischen (Erfrierungen, Verbrennungen) und chemischen Einflüssen.

Knochenmarkentzündung – 315316498

Die Krankheit besteht aus der Entzündung des Knochenmarks, Endosts, Knochenhaut und des Kompakta.

Frakturen – 589378741

Bei jedem Bruch von rohrförmigen oder flachen Knochen entstehen Risse von Muskeln, Gefäßfaszien, Nerven, Organe. Bei offenen Frakturen wird die Haut geschädigt und andere Gewebe.

Angeborene Fraktur – **513851219**

Erworbene Fraktur – **318649715**

Geschlossene Fraktur – **371894581**

Offene Fraktur – **604898781**

Komplettfraktur – **315318748**

Unvollständige Fraktur – **368789751**

Alimentäre Osteodystrophie – 536548978

Die Krankheit tritt auf bei unkorrekter Fütterung der Tiere, Nahrungsmitteldefizit von Phosphor, Calcium und Vitaminen. Das Knochengewebe entwickelt sich falsch als Folge von intraossärem Metabolismus, das Tier wächst langsamer, Rachitis entsteht.

Erkrankungen des Mastdarms – 618749891

Wunden des Mastdarms – 519718748

Wunden entstehen bei Verschlucken von scharfen Fremdkörpern (meist Fragmente von rohrförmigen Knochen bei der Essensaufnahme).

Mastdarmvorfall – 537581298

Die Krankheit tritt meistens bei Welpen und Kätzchen auf, bedingt durch die schwachen Schließmuskeln des Afters, die Auftritt bei anhaltendem Durchfall oder Verstopfung.

Entzündung des Mastdarms (Proktitis) – 315368748

Tritt auf bei Traumata und Verletzungen bei einer rektalen Untersuchung, durch Knochenfragmente bei Frakturen des Beckens, bei

Splitterung des Thermometers bei Temperaturmessung des Tieres im rektalen Bereich. Ebenso kann es begünstigt werden von Durchfall, Verstopfung, Korposatose, pathologischer Geburt und Mastdarmvorfall.

Entzündung der paraanalen Drüse – 361498741
Die Hauptursachen der Krankheit – Entzündung der Ausgänge der Drüsen (einseitig oder beidseitig), bedingt durch Aufkratzen, Verletzungen, Übergang des Entzündungsprozesses von benachbarten Geweben (Pararektalabszeß).

Pararektalabszeß – 355149871
Akuteitrige Entzündung der Cellulitis, die den Mastdarm umgibt, es kann über dem Mastdarm auftreten, daneben, etwas weiter unten oder ganz unten. Ursachen der Krankheit – Verletzung des Mastdarms oder Perianalbereichs, Übergang des pathologischen Prozesses von den umgebenden Geweben.

Pararektale und paraproktale Fisteln – 618519318

Fisteln im Perianalbereich (pararektal) – 315368741 – Fisteln im perianalen Bereich.
Fisteln im Gesäßbereich (paraproktal) – 518317514 – Fisteln im

Gesäßbereich.

Fisteln können einfach sein (voll) und komplex (unvollständig).

Rektovaginalfisteln – 315318715

Erkrankungen des Schwanzes – 358618017

Wunden – **189374561**

Prellungen – **397598751**

Frakturen – **513897489**

Wirbelfrakturen – **649571318**

Ausrenkungen – **313648714**

Konrakturen – **195731298**

Ekzeme – **316891594**

Knochenmarkentzündung – **854317519**

Karies der Wirbel – **364851291**

Neubildungen – **316851485**

Schwellungen – **368531297**

Fibrom – **301297541**

Lipom – **371898064**

Chondrom – **089591297**

Osteom – **314801294**

Osteosarkom – **315836498**

Hämangiom – **315614291**

Lymphangiom – **317894517**

Leiomyom – **316854314**

Rhabdomyom – **318317518**

Neurom – **315894718**

Gliom – **537898561**

Papillomatose – 149871478

Gynäkologie und Geburtshilfe bei Katzen – 349791818

Störung der Läufigkeit – 123894571

Anöstrie (azyklisch) – 314895741 – das Fehlen der äußeren Merkmale der Läufigkeit.

Verspätete Läufigkeit – 648748781

Verspäteter Proestrus – 375851298 – stark verlängerter Proestrus.

Verspäteter Estrus – 589549751 – Estrus, der um mehr als 21 Tage verlängert ist.

Pyometra (eitrige Metritis) – 549851698 – tritt am häufigsten bei erwachsenen, alternden Tieren auf.

Eierstockzysten – 749891589 – runde Höhlenbildungen, die sich aus neovulären Follikeln oder Gelbkörpern entwickeln.

Endometritis –751298648 – Entzündung der Gebärmutterschleimhaut – Endometritis- die akute Form tritt häufig in der postpartalen Phase auf. Akute katarrhalische Entzündung des Endometriums.

Erkrankungen der Vagina, Vulva und der urogenitalen Vorhofs – 615319715

Vaginitis (Entzündung der Scheidenschleimhaut) bakteriell – 315718641

Die häufigeren Ursachen sind ungünstige Halte- und Fütterbedingungen des Tieres, verschiedene Krankheiten und Immunschwäche, was die Vermehrung von unspezifischen Bakterien begünstigt.

Vaginale Verletzungen – 368519714

Traumata des Geburtskanals bei kleinen Haustieren sind in der Regel das Ergebnis von falscher Geburtshilfe. Häufige Komplikationen von Druckverletzungen des Geburtskanals sind Erosionen des Gebärmutterhalses und der Vagina.

Mastitis – 517518741
Pathologie des Wochenbetts – 685741298
Traumata des Geburtskanals – 368781049

© Г. П. Грабовой, 2005

Traumata der Gebärmutter und des Gebärmutterhalses – 531689781

Pathologie der Involution (postpartaler Rückgang) **der Gebärmutter – 589741291**

Postpartale Eklampsie (Tetanie) **– 581297571**

Krankheiten der Fortpflanzungsorgane – 618719741

Prostatitis – 318019891
Eine Prostataentzündung der akuten oder chronischen Form, kommt am häufigsten bei erwachsenen Katern vor.

Orchitis – 589361897 – eine Hodenentzündung, die nach einem Trauma entsteht oder nach einer Infektion der Hoden und des umgebenden Gewebes. Dabei wird die Fähigkeit des Männchens, das Weibchen zu befruchten geringer und verschwindet.

Fraktur des Penisknochens – 618519781
Diese Krankheit ist das Ergebnis von Traumata, die dem Männchen während der Paarung oder beim Kampf mit anderen Tieren zugefügt wurden.

Entzündungen der Vorhaut – 618319718

Bei Katern entwickelt sich sehr oft eine Entzündung der Eichel und der Vorhautinnenblätter. Die Erkrankung wird durch Bakterien und Pilze hervorgerufen, manchmal durch Protozoen.

Bei der Wiederherstellung der Gesundheit der Katze achten Sie darauf, dass die menschliche Gesundheit viel stabiler wird, wenn man die Zahlenreihen für die Katze anwendet und eine Lichtlinie definiert sich zu seiner Bindung an das ewige Leben. Ewige Gesundheit für das Verständnis des umgebenden Lebens. Die Änderung der Zeit ist für das Leben nicht spürbar, das in der Ewigkeit ist. Versuchen Sie, die Zeit nicht zu beachten. Das gelingt Katzen, indem sie die Wahrnehmung der Zeit auf ihrem Schwanz konzentrieren. Menschen können Gedanken außerhalb des Körpers konzentrieren und verstehen, dass wenn ihre Gedanken im ewigen Raum sind, sie somit auch ewig sind.

ONLINE-SHOP
WWW.SVET-CENTRE.COM

"LIEBER LESER, WOLLEN SIE MEHR ERFAHREN ÜBER DAS WISSEN UND DIE METHODEN DER RUSSISCHEN HEILKUNST ODER DER MODERNSTEN PHYSIK? WIR PUBLIZIEREN LAUFEND NEUE ÜBERSETZUNGEN AUS DEM EINMALIGEN WISSENSSCHATZ VON GIGORI GRABOVOI UND ANDEREN NAMHAFTEN AUTOREN.

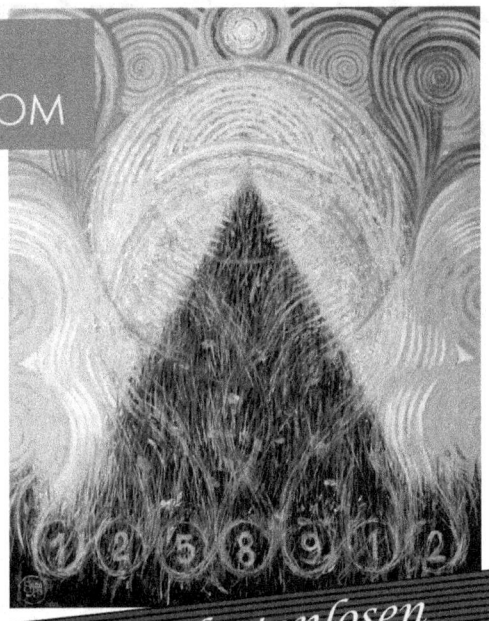

Abonnieren Sie unseren kostenlosen
NEWSLETTER
UND ERHALTEN SIE INTERESSANTE ANGEBOTE

Anmeldung über
www.svet-centre.com

oder per email:
news@svet-centre.com

Immer aktuell und ganz persönlich informiert
Mit dem www.svet-centre.com-Newsletter informieren wir Sie regelmäßig per E-Mail über unsere aktuellen Angebote, Seminare, Webinare, Workshops und weitere interessante Themen. Völlig kostenlos und unverbindlich.

LERNE DEINE REALITÄT ZU STEUERN!

ALS BONUS FÜR SEMINAR-TEILNAHME IN HAMBURG (DIREKT IM SVET ZENTRUM) ERHALTEN SIE EIN BUCH AUS UNSEREM SHOP IHRER WAHL. TERMINE: WWW.SVET-CENTRE.COM

SEMINARE IN HAMBURG
(DIREKT IM SVET ZENTRUM) www.svet-centre.com

WEITERE SEMINARE
(DEUTSCHLAND/ ÖSTERREICH/ SCHWEIZ/ EUROPE/ETC.)
WWW.SVET-CENTRE.COM

AKTUELLE WEBINARE/ ONLINE-SEMINARE/DVD´S/CD´S
WWW.SVET-CENTRE.COM

Die Steuerung. Die Konzentration. Das Denken.

In dieser Lehre als Element der Steuerung tritt an erste Stelle die Aufgabe der Rettung Aller durch die Technologie der Nutzung verschiedener Elemente der Steuerung auf: die Seele, der Geist, das Bewusstsein, der physische Körper und so weiter.

Diese Lehre begreifend, kann jeder Mensch der Herr seines Schicksals werden. Der angebotene Kurs des Seminars schließt verschiedene Methoden der Steuerung der Ereignisse, des eigenen Lebens (Innere und Äußere Ereignisse) ein, wohin auch die Wiederherstellung der Gesundheit eingeht, zulassend, das eigene Bewusstsein auszudehnen und zu lernen, die uns umgebende Realität zu steuern.

Wir möchten klarstellen, dass die Methoden der Konzentrationen des Bewusstseins eben als Methoden der Konzentrationen gibt, und nicht der Meditationen. Der Unterschied besteht im Folgenden: bei bestimmten Meditation ist es erforderlich, den Prozess des Denkens abzuschalten und, zu versuchen sich im umgebenden Raum aufzulösen und mit ihm zu verschmelzen, und die Konzentrationen nach unseren Methoden vermuten gerade das Vorhandensein während der Konzentrationen des Prozesses des Denkens, aber nur des richtigen Denkens und durch das Denken, durch die Konzentration auf der Aufgabe, an der Sie arbeiten, wird eben das Ziel der Steuerung erreicht. Die Einstellung während der Arbeitszeit an seinen Aufgaben auf das allgemeine Wohl beschleunigt den Prozess der Errungenschaft des Ergebnisses. Das richtige Denken bedeutet in jeder unserer Handlungen, in jeder Situation die grenzenlose Liebe Gottes zu uns zu sehen. Erinnern Sie sich! Alles was gemacht wird, geschieht zum Besten. Wenn wir beginnen werden, zu verstehen, dass alle Ereignisse im Leben zu einem bestimmten Ziel geschehen, wobei im globalen Maßstab gibt es nur ein einziges Ziel — unsere ewige Entwicklung, so werden wir verstehen, dass alles und immer zu unserem Besten geschieht, da in jeder unserer Handlung die Handlung des Schöpfers anwesend ist. Und die Handlung Gottes ist Seine Liebe, die persönlich zu jedem und zu Allen zusammen gerichtet ist. Die Anwesenheit der Liebe Gottes in jedem Ereignis lässt maximal zu, die möglichen negativen Folgen unsere nicht schöpferischen Handlungen (negative Gedanken, Wörter, Gefühle, Emotionen) zu minimieren. Eben so kann man die Empfehlung entziffern: Danken Sie Gott für alles Gute und Schlechte. In schwersten Minuten unseres Lebens trägt Er uns auf seinen Händen. Wenn man das Niveau der Entwicklung unseres Bewusstseins berücksichtigt, so sind alle ungünstigen Ereignisse, einschließlich die Krankheiten- Lehren, die wir mit Ihnen für die Strukturierung unseres Bewusstseins und der erfolgreichen Realisierung der Aufgabe Gottes — der ewigen harmonischen Entwicklung des Menschen und der ganzen ihn umgebenden Realität durchgehen müssen.

Vorträge:

Die Ausbildung auf den Seminaren und Vorlesungen erfolgt nicht nur verbal über Worte und deren Inhalt, sondern auch auf der Ebene der Seele. Das, was der Mensch auf der Ebene des Bewusstseins nicht versteht, versteht er auf der Ebene der Seele. Die Seele nimmt das Wissen wahr und zeigt es später als Ergebnis auf der physischen Ebene. Das heißt, dem Menschen braucht man bei dieser Methodik nur zu erklären, wie etwas geschieht und auf der Ebene der geistigen Strukturen wird es zum inneren Wisser.

Das Licht des Wissens nimmt jeder Mensch wahr, unabhängig von seinem Bewusstsein. Mit diesem Wissen und den Methoden zur Anwendung kann jeder Mensch sich selbst und Anderen helfen Gesundheit wiederzuerlangen und Ereignisse zu harmonisieren.

Seit 2000 arbeiten wir praktisch mit dieser Lehre, entwickeln sie und uns weiter und vermitteln ständig alle Erkenntnisse an interessierte Menschen. Alle Methoden und Techniken sind durch persönliche Erfahrungen geprüft und bestätigt. Wir stehen auch in Verbindung mit den Instituten in Russland, um neue Erkenntnisse in unsere Arbeit zu integrieren.

www.ingramcontent.com/pod-product-compliance
Lightning Source LLC
Chambersburg PA
CBHW051522230426
43668CB00012B/1701